U0138436

天主教失智老人基金會

解鎖失智密碼

天主教失智老人基金會第一線醫護
累積25萬小時的25個動人故事

CONTENTS 目錄

日間照顧中心（日照中心）

part 6

失智老人養護中心（住宿型機構）

CONTENTS 目錄

權威重磅登場×名人交心時間

導讀指南

❶ 使用服務

標示照護故事裡使用到的機構服務，如果失智者有故事中描述的需求，可以向哪些機構諮詢服務。

❷ 失智者病程

標示照護故事裡的失智者病程，在閱讀時可以知道這些症狀可能在什麼病程階段出現。

❸ QA解密

由第一線照護人員解答照顧者常見困擾。內容實用方便照顧者應用。

❹ 關鍵補腦

專有名詞解釋，幫助讀者更明白失智相關醫療知識。

解鎖密碼 07 數學習題打分數

爸爸不愛洗澡 全家出動大作戰

1
使用服務：
□老人服務中心
□失智社區服務據點
□社區整合型服務中心（A單位）
■居家服務
□日間照顧中心（日照中心）
□失智老人養護中心（住宿型機構）
2
失智者病程：
■輕度
■中度
□重度
「我爸爸的失智病程進入中度後，變得不太愛說話，最困擾的問題就是洗澡。」楊伯伯的女兒說，爸爸怎麼樣就是不肯脫衣洗澡，所有人想盡辦法要幫他沐浴更衣，有時候忙了一個小時，連一滴水都沒碰到。

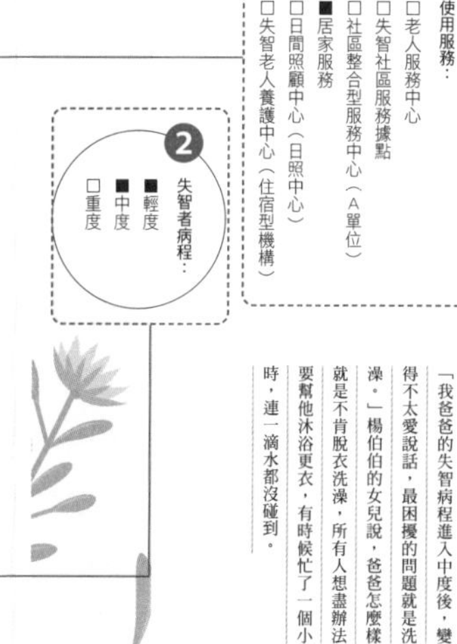

❸ **QA 解密**

解密專家：
吳蕙茹　天主教失智老人基金會
新北市居家服務督導員

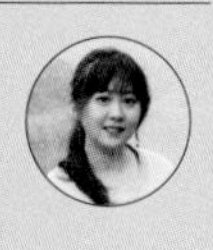

**Q：家中有失智者
該如何請鄰居幫忙照應？**

A：不少人仍存在著失智居住歧視，所以失智家庭不敢讓鄰居知道家中長輩生病，但失智照護已無法單靠家庭，應轉為社區互助模式，共同打造「失智友善社區」。

- 跟鄰居打好關係，誠實告知家人的失智狀況，避免異常行為造成不必要的衝突誤會。
- 遇到困難時，可請里長幫忙，有些社區平常會透過里民座談宣導失智衛教，激發同理心。

❹ 關鍵補腦　**失智友善社區**

藉由社區鄰里的守望相助，營造失智友善社區環境，形成守護網讓失智者在社區安全快樂生活，並減輕家庭及社會的照顧壓力。失智友善社區包括四大元素：友善參與、友善居民、友善環境、友善組織，支持失智者及照顧家屬。

推薦序

為失智者打造一個愛的世界

——鄧世雄 天主教失智老人基金會執行長

三十多年前，我任職耕莘醫院副院長兼永和分院院長，便開始投入長期照護服務的發展，期間發現老年痴呆症的宣導和照顧乏人問津，家屬求助無門時有所聞。基於回應社會的需求，醫院毅然勇敢挑起責任，首先採用「失智症」代替「老年痴呆症」名稱，於二十五年前(一九九八年)成立「天主教失智老人社會福利基金會」，由永和耕莘醫院輔導支援，二〇〇〇年開辦台灣第一所專責的「聖若瑟失智老人養護中心」，並推出千禧年失智長者照護宣言「認識他、找到他、關懷他、照顧他」，積極在全台各地推動各項宣導教育訓練和關懷照顧的工作。

二十五年來基金會先後開辦了住宿型、社區型(日間照顧中心、失智症照顧據點)居家型和喘息照顧的各項服務模式，辦理各類專業人員培訓課程及失智症家屬技巧訓練班，同時為了更有效益推廣宣導和教育訓練的工作，基金會創新拍攝製作了五部紀錄片和兩部劇情片、出版了十二種失智症相關的專業書籍，共計三十多萬冊，目的就是要透過最需要愛心耐心和不同專業技術的整合，讓最不容易照顧好的失智者，在不同的病情狀況下，家屬可選擇最適切的服務模式，得到有尊嚴、充滿愛、身心靈兼顧的完整全人照護服務。

今年適逢基金會成立25周年，在聯合報和關心支持基金會的各界好友恩人鼓勵下，基金會邀請了失智症的頂尖學者專家指導，透過在居家型、社區型和住宿型不同場域工作的資深專業同仁，分享他們經歷過25萬個小時的照護經驗，整理編成25個失智症照顧的解鎖良方，可供從事失智症照顧者和家屬參考，冀能提升照護品質，減輕照顧者壓力，持續共同努力為「失智者打造一個愛的世界」。

推薦序

失智家庭最實用的照護指南

——洪淑惠 聯合報健康事業部策略長

二十五年來，天主教失智老人基金會秉著愛心，親力親為服務失智家庭，也最早開始跟大眾科普宣導失智症。作為媒體，我們亦步亦趨，從不懂到同感，不但自己和讀者同受益，也見證因著基金會和眾人的努力，台灣社會對失智症的理解和接受程度，已非當年能想像。

以上所言，並非場面客套。多數人應不知道，我們視為理所當然慣用的「失智症」三字，正是源於天主教失智老人基金會。二十五年前創建之初，就希望能以「失智症」取代當時常用飽含誤導及貶損的「老年痴呆症」，後來中國大陸等地也跟進使用「失智症」。基金會成立後除了推出許多失智照護服務，還開始四處苦口婆心做社會行銷，辦老歌演唱會及衛教講座等活動，宣導認識失智症。

二〇〇六年，天主教失智老人基金會鄧世雄執行長和陳俊佑主任建議當時我所任職的聯合晚報，應該開設一個專欄，請大家要接納並照顧失智長者。彼時的我雖覺得這是公益美事，但一次專欄中，同事採訪了基金會寶英姊等人，長篇累牘的寫如何解決失智長輩洗澡的困難。我納悶了，不就洗澡？至於這般慎重其事嗎？

直到幾年後，自己的母親失智了，搏鬥著為她洗澡時我扭傷手臂，心中才忽地閃過當年那篇我不盡理解的文章，明白洗澡果真是照顧失智長者的魔王級關卡呀！也才羞慚地意識到，當知識變成體驗的不幸與幸運。

小小種子長成大樹 庇蔭無數失智家庭

接著俊佑主任繼續來挑戰我們，如能邀訪名人勇敢地說出家中也有失智長輩，應更有教育意義和激勵效果。報社也勇敢接下任務，雖有大企業家族警告我們「敢寫董事長失智就提告」，最終仍順利邀約到二十餘位名人誠摯分享至親長輩失智的真實故事，包括蔡英文、江宜樺、陳長文、龍應台、李艷秋、歌手Ella等名人。其中同事專訪時任行政院長的江宜樺先生，談照料因中風而失智多年的父親，至情感人，時隔近十年，我仍常收到別人轉寄這篇文章。

失智老人基金會就這樣，沿路撒下小小芥菜種子，逐漸茁然成就，並庇蔭安慰無數的人。二〇一五年，我們合作把上述名人專訪集結出版《失智怎麼伴》一書，後續並陸續出版《不失智的台式地中海餐桌》分享如何以台灣食材做出地中海料理；《科學研究告訴你：這樣動，不失智！》中分享身動、腦動、互動各三十種預防方式，讓讀者從「三動」預防或延緩失智。

二〇二二年，聯合報和失智基金會首次合作出版了實體書《健腦工程-預防失智的12堂大腦建築課》，並配套提供了十二堂線上課程，幫助讀者從飲食、休閒、運動、減壓等十二個面向鍛鍊大腦，延緩失智。

記錄基金會最日常、也最不平凡的故事

今年正好是失智基金會成立二十五周年，我們建議基金會應該將多年來照護人員所積累的寶貴在地經驗出版成書，分享給失智照護者。這不僅記錄了基金會在照護第一線的足跡，也必然是失智家庭實用的照護指南。

我們也邀請了失智、長照和職能治療等專家，從多個角度分析了失智議題的現況、隱憂、治療發展和照護趨勢，以幫助失智家庭和專業人員；透過集思廣益的方式，或有助於適切的治療和照護決策。儘管失智常伴隨著高齡長壽，但有了這本書，我們將更有信心迎接老後。

我想起鄧執行長常傳講的上帝訓語：「凡你們對我這些最小兄弟中的一個所做的，就是對我做的。」也正是他和基金會以歲月踐行的，從失智症不為社會理解到如今成為高齡社會的重要顯學，沒有一天停歇。

聯合報系由衷感謝有這機會參與這本書，並記錄基金會最日常但也最感人的不平凡故事；在超過九千個日子中提供真誠的失智照護服務，他們已是台灣失智者家庭最可靠的陪伴者。作為失智家庭的一員，我也想跟基金會說一聲，謝謝您們為失智家庭付出的一切，並祝二十五歲生日快樂。

推薦序

漫長的道別　展現更多寬容和愛

——林順才　安聯人壽總經理

隨著全球人口老化，失智症人口也逐年增加。依據國際阿茲海默症協會推算，目前全球失智相關的醫療與居家照護總支出約六千〇四十億美元，且至二〇三〇年醫療照護成本將上升百分之八十五，對抗失智症已成為全球性共通的健康與經濟議題！

為了讓弱勢的失智症長者得到適當的照護，並喚起大眾對預防失智的重視，安聯自二〇〇六年開始便與天主教失智老人基金會合作募款活動。在社會大眾的熱情支持之下，走過十八個年頭，累積捐款人數已超過兩萬人，捐款總額更突破七千萬。透過集結公眾力量，讓基金會不僅能提供失智者日間乃至於二十四小時之居家照護、獨居長者送餐服務，總照護時數逾一千七百萬小時，也為雙北市一千一百多名獨居長輩提供送餐與居家服務。這些成果，都要感謝一路支持及陪伴我們的天使捐款人。

然而除了醫療資源與經濟支援，其實失智者更需要的是親友的陪伴。安聯人壽於二〇二三年提出「憶路長相伴、失智不孤單」的年度活動概念推廣，呼籲民眾關懷、體諒並重新認識我們身邊的失智長輩，凝聚這股力量，陪伴失智者一起對抗疾病。

失智症在英文被稱為「漫長的道別（the long Goodbye）」，在病症一路無情惡化的情況下，病人往往被疾病折磨得不成人形，家屬更是痛苦迷惘。希望大家透過閱讀這本《解鎖失智密碼》可以更進一步正視國內失智症照顧資源及照護人力嚴重不足的困境，並透過陪伴及互動，幫助長輩減緩失智，讓我們用更多寬容與愛心去看待失智者，幫助他們用愛找回記憶的缺口。

安聯人壽相信企業社會責任不僅僅是捐款而已，我們致力成為積極且負責的優秀企業公民，以永續經營的方式來管理企業，並以實際回饋行動，支持本地的非營利組織。

失智之路，有你陪伴、有安聯相隨，不孤單。

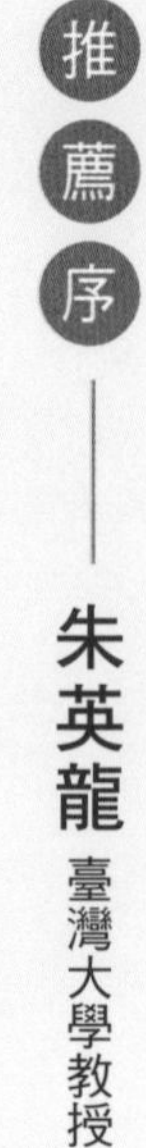

推薦序

無法如昔日生活，彷彿被拴上一道鎖

朱英龍 臺灣大學教授

根據二〇一九年世界衛生組織（WHO）全球十大死因統計，失智症排名第七，是全球最嚴重的健康問題之一。目前在台灣失智人口已突破三十萬人，且仍逐年在增加。家中一旦有人患了失智症，不僅對失智者本身，連帶照顧者內心也會面臨龐大的壓力，從此無法正常昔日生活，就彷彿被拴上一道沉重的鎖……。

開始關注失智議題是因先父朱繡山老先生還在世時，我常跟隨他參與天主教失智老人基金會的活動，包含到養護中心關懷失智長輩，彼時和他們的互動，讓我了解失智的複雜病因和照顧上會面臨的窘況。父親往生多年後，我仍持續關注基金會，也秉持父親傳承的善念，希望透過不同方式繼續支持，與基金會攜手幫助失智者，讓他們獲得有品質與尊嚴的生活。

今年很開心看到天主教失智老人基金會再出版新書《解鎖失智密

碼》，書裡提到的每個失智家庭故事都令我動容。尤其是翻閱到「老兵失智悲歌 防範敵軍來襲」這個篇章時，彷彿把我帶回第一次觀看基金會二〇一〇年發行的紀錄片《被遺忘的時光》那樣的震驚，片中主角之一尹先生的確如機構主任所言，時刻戒備，懷疑身邊每一位來照顧他的人，只不過書裡還補充了那時影片中未提及背後照顧者們親情間的拉扯，更是生命中不可承受之重；「媽媽失智了 醫師兒子天人交戰」讓我們看到身為精神科醫師的兒子，卻要將失智媽媽送到機構前的內心掙扎，也讓我聯想到《去看小洋蔥媽媽》這部由基金會引進的日本電影某些片段，無奈現實生活中不僅只有潤飾後的溫馨，更多是面對熟悉的至親，逐漸忘記、錯認自己種種的無能為力。

感念《解鎖失智密碼》這本書的問世，集結機構內、社區居家服務第一線工作人員，口述許多失智家庭的故事，進而到專業服務進駐的實作處理方式，及病理知識的說明，來為讀者做建議分析。寄望此書出版得以讓原本手足無措的照顧者們，知道自己並不孤單，尋求專業協助也並非就是不孝順，而是為了讓失智的家人可以受到更好的照料、讓自己可以用較輕鬆自在的方式照顧陪伴，找回生活的平衡、繼續向前，如此方能解開那一道困住失智症患者和家屬最沉重的鎖。

Part 1
老人服務中心

透過團體工作、長青學苑、節日活動…等服務提供，達到青銀共伴、活躍老化、銀髮樂活等服務目標。同時藉由老人服務中心此一平台，配合政府政策，強化及連結老人長期多元化及持續性的照顧網絡，朝向成為「多功能、綜合性及預防性」的全方位的社區整合式服務中心發展。

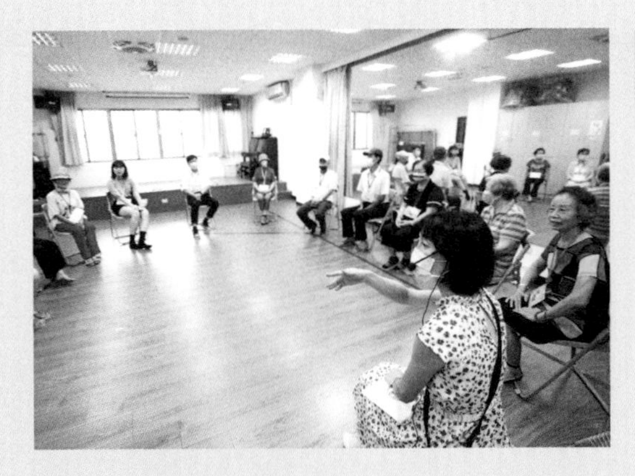

萬華老人服務中心

2008年8月台北市政府社會局以公辦民營模式委託失智老人社會福利基金會辦理萬華老人服務中心。

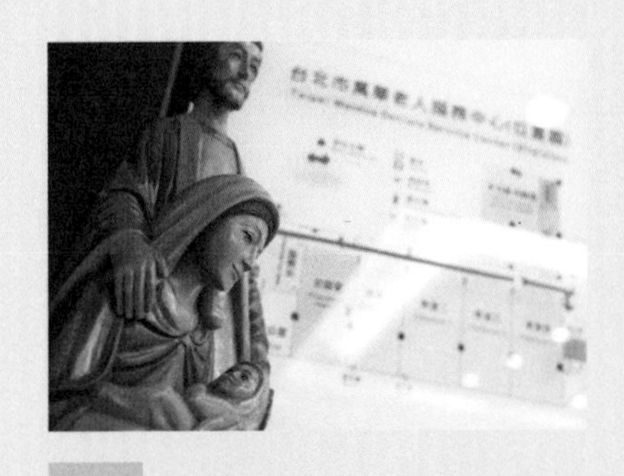

萬華老人服務中心

萬老建構社區支持力，打造跨世代的暖心安老基地，建立協力支持系統、銀齡培力，搭起互助的橋樑。

萬華老人服務中心

萬老促進長者與社區連結，讓長者感覺被關心、被照顧，可放心在社會安老。

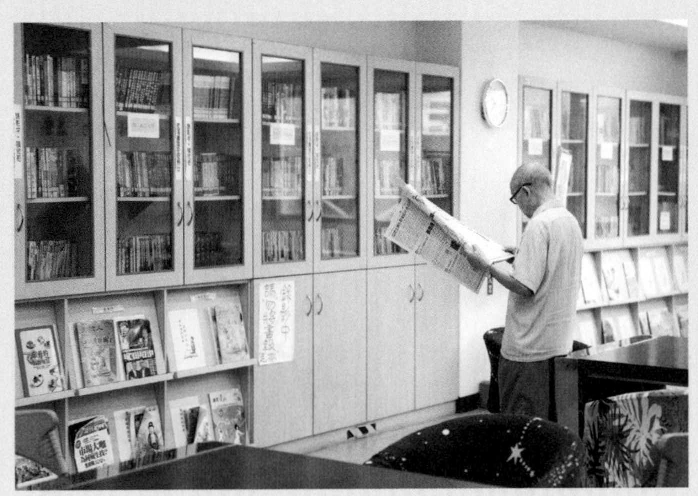

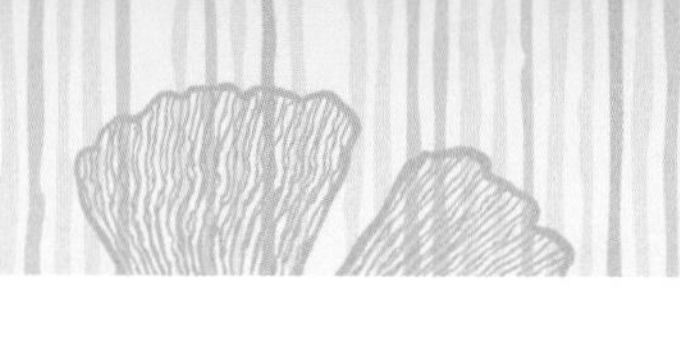

解鎖密碼01 萬老16年活躍老化

六十五歲 步伐慢了仍然很「有用」

紀錄片《日落之前》取景台北曾經最為繁榮的萬華，聚焦四位獨居長者的生活，也帶出北市首家專為長者打造的文康休閒服務中心—萬華老人服務中心（簡稱「萬老」），提醒民眾重視對高齡社會的永續發展。

使用服務：
■老人服務中心
□失智社區服務據點
□社區整合型服務中心（A單位）
□居家服務
□日間照顧中心（日照中心）
□失智老人養護中心（住宿型機構）

失智者病程：
■輕度
□中度
□重度

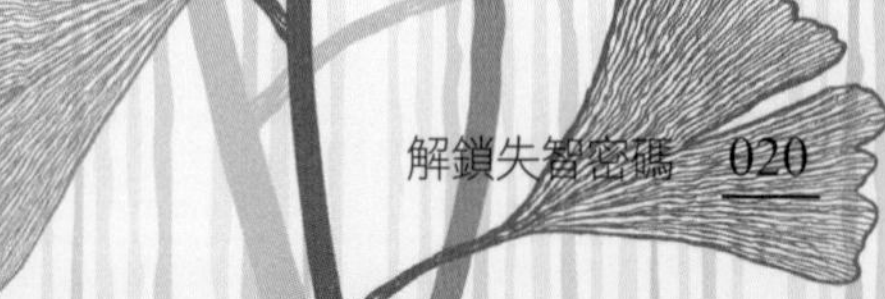

你曾想過終老前的人生該怎麼過嗎？《日落之前》透過萬老社工的視角，呈現獨居老人的生命故事。日子一天天過，日出日落，直到人生落幕；而日落之前的餘暉，就好比終老前的時光，引人領悟「變老」的歷程。

萬華乘載著豐富的人文歷史，曾經風華繁盛，如今是台北市老人人口比率最高的區域，獨居老人問題日益嚴重，貧病交迫失能，萬老在地深耕逾十六年，深入關懷社區，傳送溫暖。

「萬華區內十五個里，里民只要年滿六十五歲，我們就會定期訪視，宣導失智預防延緩、關懷長輩健康。」天主教失智老人基金會社工主任陳俊佑說明社工們會進行家訪，鼓勵獨居長輩走出家門共餐、參加老人長青學苑或擔任志工，促進長者與社區的連結，感受到被關心、被照顧，可放心在社會安老。

萬老營造共伴、共學、共創的環境，透過團體工作、研習課程、節日活動，協助長輩們活到老學到老，聰明老化，老了仍自得其樂，且活得有尊嚴。

志工送餐、關懷訪視 獨老不孤單

滿六十五歲以上的獨居長者，以及六十五歲以上非獨居但面臨多重問題者，萬老依其生理、心理、社會互動及健康狀況分級擬定服務計畫。高危機每月至少訪視兩次、中危機每月至少訪視一次、低危機則由社工視需要安排問安或訪視。

曾有一位獨居老人，接電話接到不耐煩：「我還沒死啦，不要再打了！」讓志工啼笑皆非。還有一位長輩不想麻

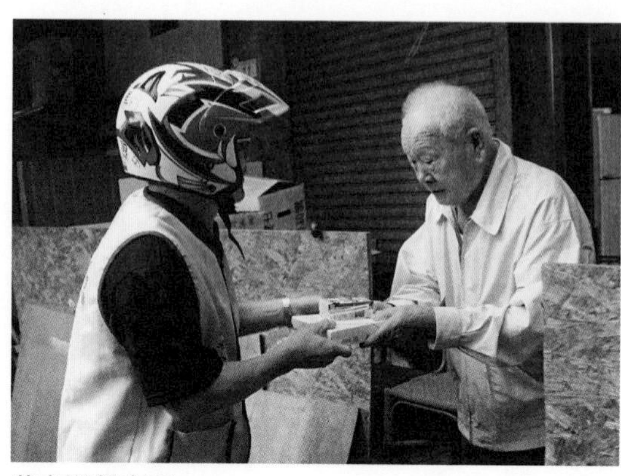

萬老送餐志工。

煩人，也害怕被騙，慢慢建立關係後，訪視十多次才願意開門，接受志工關懷服務。

萬老的獨居長者服務，包含了送餐、關懷訪視、長期照顧、緊急救援系統、社區互助活動。而在送餐這一項，志工扮演「第一線」的重要角色，不光是把便當送達，還要觀察長輩的狀況，送餐志工共分成十條路線分送一百多位民眾午晚餐，終年無休。志工每日記錄個案異狀並回報：長輩吃不下、上一餐便當還掛在門把上，必要時伸出援手幫忙。曾遇過獨居老人在家中跌倒，無力爬起，躺了大半天，等到志工來才獲救送醫。

輕度失智者加入志工 依然很有用

老化不可逆！台灣已邁入超高齡社會，很多人擔心「年紀大了沒有用！」「我還能做什麼？」年過六十五歲的長者，有專屬的乘車、健保、老人津貼等優惠，領敬老卡成為認證的「老人」，新的下半生才剛開始，雖然步伐慢了，但不應就此停下腳步。萬老啟動良善循環，讓獨居長輩從服務使用者變成中心志工，傳承過往的經歷、能力，促進自我實現與發揮生命價值。「老年人的智慧應該好好運用、貢獻於社會，創造自己未來可能的模樣。」

出自《禮記‧禮運》的老有所終，意指年老者能有合適歸宿或是晚年過得好；萬老建構社區支持力，打造跨世代的暖心安老基地，建立協力支持系統、銀齡培力，搭起互助的橋樑。每位獨居長輩都有不同的處境，皆需他人的協助解決生活疑難雜症，而失智者更是需要

老有所終，意指年老者能有合適歸宿或是晚年過得好。

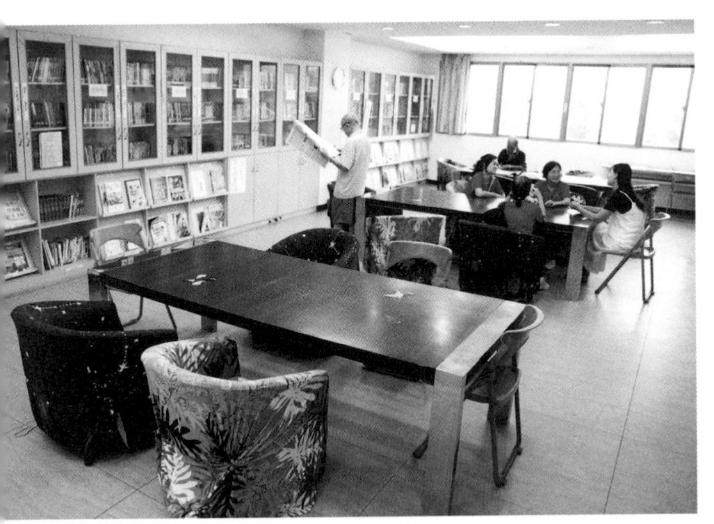

萬老交誼廳有許多長輩聚集。

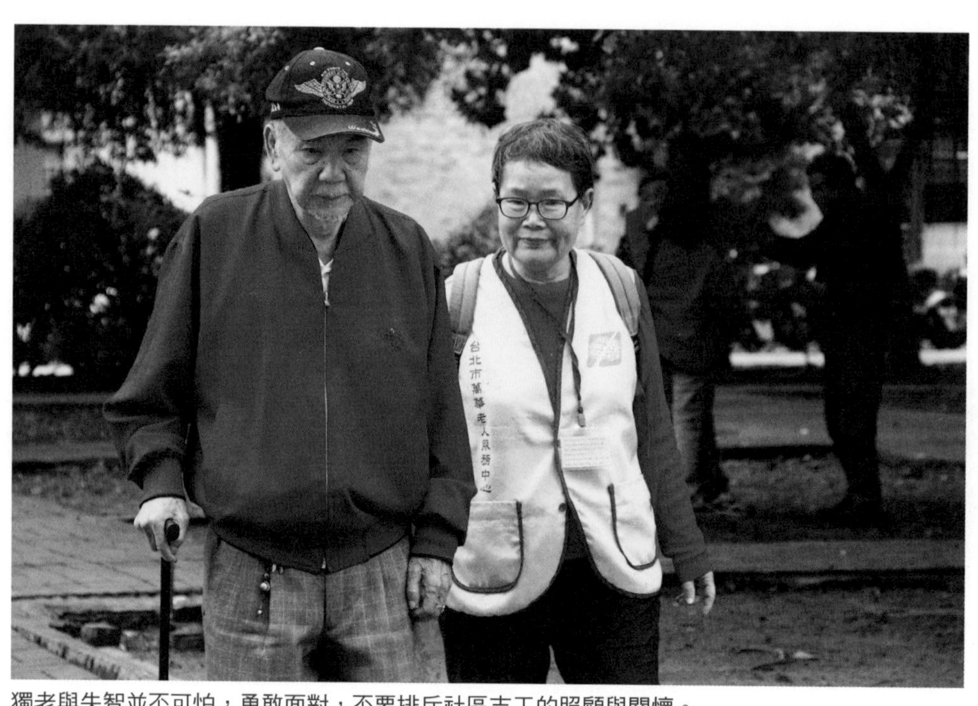

獨老與失智並不可怕，勇敢面對，不要排斥社區志工的照顧與關懷。

靠團體的力量，維持最佳功能狀態，適時給予溫暖支持。輕度認知障礙或失智者若能投入社區照顧的志工服務，有機會自力更生，對社會依然「很有用」。

失智不等於失能，也不代表只能無助地讓病程走到末期。基金會發行的《與失智共舞》短片，劉仁海牧師為主角之一，內容敘述其記憶力退化與情緒改變，而在另一半楊菊鳳牧師娘的細心照顧下，仍可進行傳道與教會事務，甚至在失智症確診後的十年，被永和耕莘醫院醫師宣告痊癒，只要及早發現，善用各種醫療資源治療與訓練，有機會讓失序的步調回到正軌。獨老與失智並不可怕，重要的是積極勇敢面對，打破可悲、可憐的刻板印象，接受社區志工的照顧與關懷，好好度過終老前的人生。

QA 解密

解密專家：
陳俊佑 天主教失智老人基金會社工主任

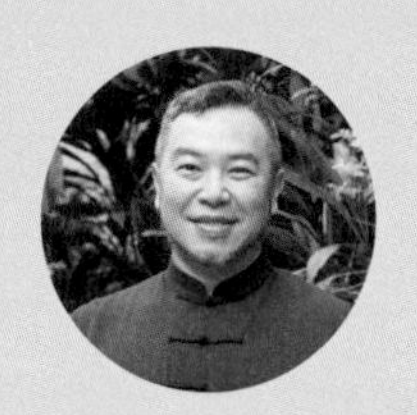

Q：該如何預防或延緩失智？得了失智症該怎麼辦？

A：失智多數不可逆，從年輕時就要好好保養打底。失智了也別沮喪，養成規律作息能延緩病程、保有自主生活能力。家屬可多善用政府及民間資源，給自己喘息的空間。有以下要點：

- 失智預防最重要的是飲食、睡眠、身動、腦動、互動，防止腦中的β類澱粉蛋白沉澱。
- 多增加人際互動，例如參加社區據點活動，老了也要認識新朋友，讓心情愉悅。
- 有機會當志工、做善事，在服務過程中找到付出與給予的意義，傳遞人生經驗。
- 選擇就近的托老中心、社區據點，留在熟悉的環境中接受良好照顧，同時提供照顧者適當喘息服務。
- 經診斷為失智症，可申辦「身心障礙手冊」，申請補助，減輕病友及家人經濟負擔。

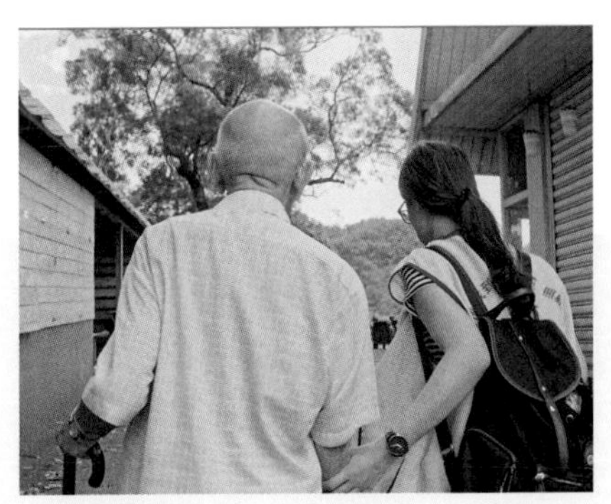

志工帶民眾就近、熟悉環境。

Part 2
失智社區服務據點

提供疑似失智、極輕度至輕度失智者之認知功能促進、共餐及社會參與等長照預防服務，功能類似巷弄長照站等社區型學習場所，並針對失智者之照顧者，提供照顧者支持團體及照顧者照顧訓練課程。

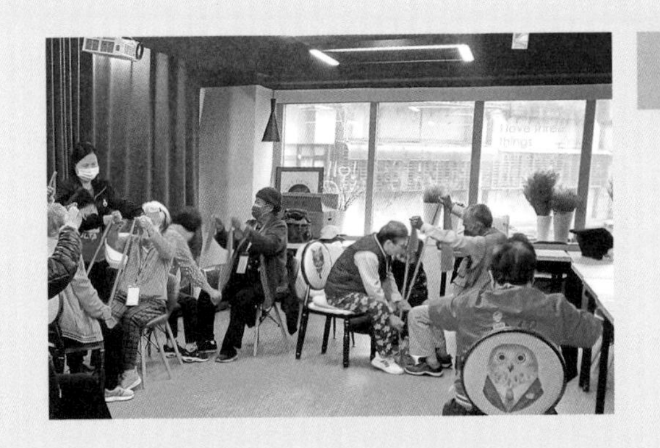

信義花甲樂團據點

據點位於台北市信義區，提供安全看視、共餐、家庭照顧等服務。

信義花甲樂團據點

據點周間提供兩天認知與緩和失智活動，與半天失智友善社區等服務。

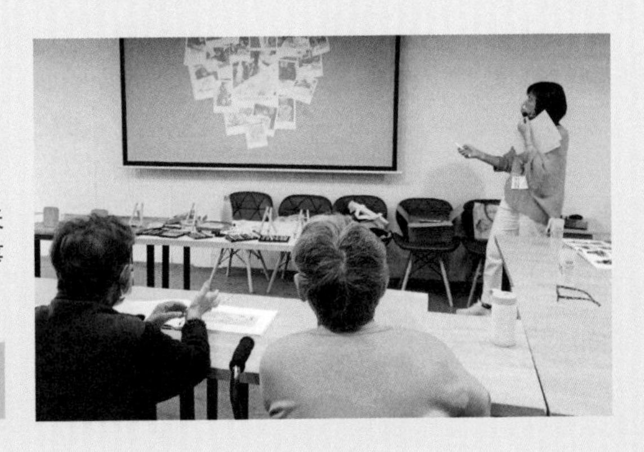

南竿據點牛津學堂

牛津學堂每周三天提供服務，藉由活動提供，維持社區輕度失智者肢體活動和生活機能。

解鎖密碼02 鳳飛飛的歌

疑似、輕度失智者善用據點在地安老

失智者病程：
■輕度
□中度
□重度

「我媽確診失智兩年多了，怕她走失，一直關在家中，最近她狀況好像愈來愈差，我們也顧得好累。」30出頭的江小姐帶著70多歲的失智母親到失智社區服務據點，詢問認知促進活動與課程，希望母親藉由重新參與社交，延緩失智病程。

使用服務：
□老人服務中心
■失智社區服務據點
□社區整合型服務中心（A單位）
□居家服務
□日間照顧中心（日照中心）
□失智老人養護中心（住宿型機構）

江小姐在照顧媽媽期間，感到身心俱疲，看到政府宣導的失智症照顧資源，上網搜尋資料，查到基金會的失智據點，期盼在系統性的安排下，減少母親的精神行為症狀，也穩定躁動不安的情緒。

江媽媽參與據點課程，剛開始很沒自信，頻頻問：「我這樣做對嗎？這樣可以嗎？」後來慢慢適應了，跟其他長輩也相處融洽，表現進步很多。每當聽到志工讚美，時而嘴角上揚，整個人氣色都變好了，還會主動擔任小老師，教導其他工作人員或新進長輩。女兒回饋，母親原本語言表達能力有限，沒辦法講述完整的句子，容易忘記字詞、忘了要講什麼，說話辭不達意。上課後，會分享學習心得，甚至開心哼唱老歌。

爺爺奶奶報到上課 中午開心共餐

從靜態的手工藝作品展示、懷舊課程，到動態的帶動唱跳、趣味競賽、健康促進，失智社區服務據點透過多樣性的活動，讓更多長輩走出家裡，一起互動同樂，增進人際關係，達成社區的初級預防功能，也達到延緩老化的效果。

不少人初次聽到失智社區服務據點，直覺反應是：「這是腦袋有問題的人去的吧？」許多亞健康的長輩馬上排斥，產生懼怕心理。其實，各社區陸續成立失智社區服務據點，關懷鼓勵長者參加各種職能復健，希望能預防或延緩失智惡化。

早上爺爺奶奶陸續報到，量血壓、測體溫之後，守秩序地坐在教室裡，等專業講師授課。中午拿著餐具等待共

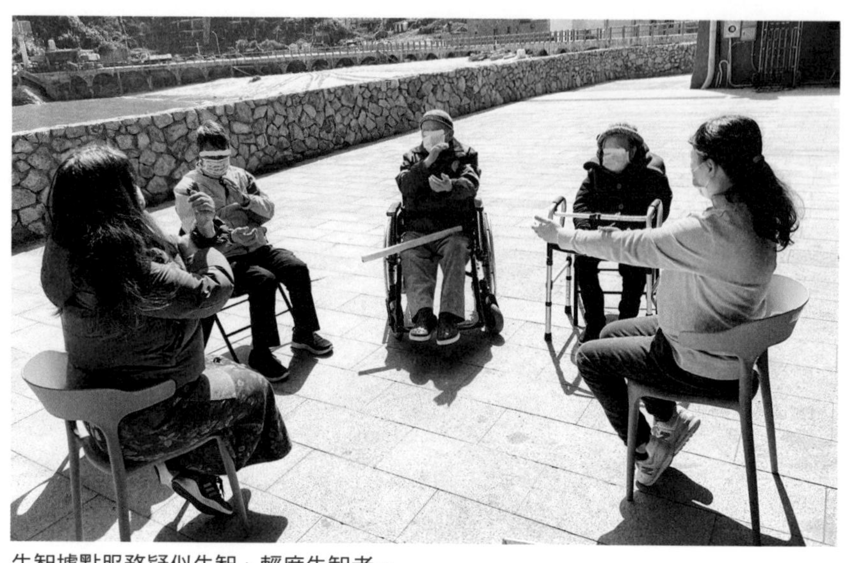
失智據點服務疑似失智、輕度失智者。

餐，吃得更健康。傍晚，家屬準時來接回，多元服務支持照顧家庭，實踐在地安老。

「我們今天要練習的是鳳飛飛的歌，你們一定都會唱，除了開口唱歌，手也要借給我。」音樂治療師兼職能治療師董懿萱帶領長輩開金嗓，拍子間融入創造性舞蹈，用音樂與失智者互動。

位在台北市信義區的失智據點，服務對象包含疑似失智、輕度失智者，對於認知功能較好的長輩，設計更具挑戰的課程。據點也著重失智議題宣導，有些長輩主動來報名參加，主觀的認知功能減退，工作人員勸導接受神經內科評估，若及早診斷出來，可以提前做好照顧準備，也能更積極參與認知促進課程，預防疾病惡化。

長輩一起完成水果拼圖。

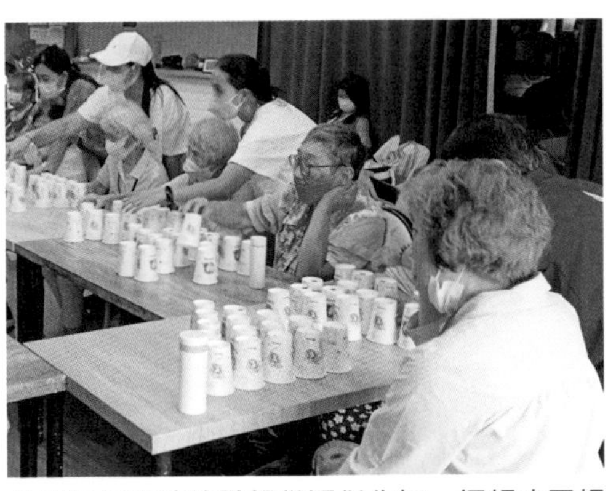

失智社區服務據點提供疑似失智、極輕度至輕度失智者照顧資源，也教導家屬減輕對失智照顧的恐懼。

實踐在地安老 過著有尊嚴的生活

根據經驗，失智家庭因害怕被外界貼標籤，不願就醫檢查。台灣已邁入高齡社會，失智人口逐年增加，且有年輕化的現象。董懿萱鼓勵民眾積極面對，建議盡快取得失智診斷申請身心障礙證明（手冊），長照2.0的補助申請額度較多元，能減輕家庭的經濟負擔。各縣市的失智社區服務據點提供疑似失智、極輕度至輕度失智者照顧資源，包括認知促進、社會參與、共餐服務，也教導家屬如何減輕對失智照顧的恐懼。

「我們想讓民眾知道失智預防及確診因應之道，疑似失智者，失智據點最多提供六個月的服務。」失智社區服務據點除了各項認知訓練，重點任務在於協助疑似失智者完成就醫診斷以及長照諮詢、轉介、追蹤，連結資源延緩失智退化。

對於輕度失智者，據點同仁善用失智症溝通技巧。曾有一位奶奶，心情不好就吵著要回家，工作人員傾聽

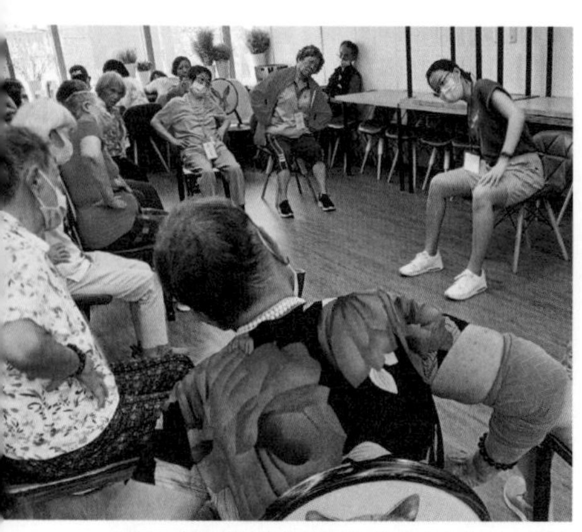
失智社區服務據點提供失智者在地就近、妥善的照顧關懷。

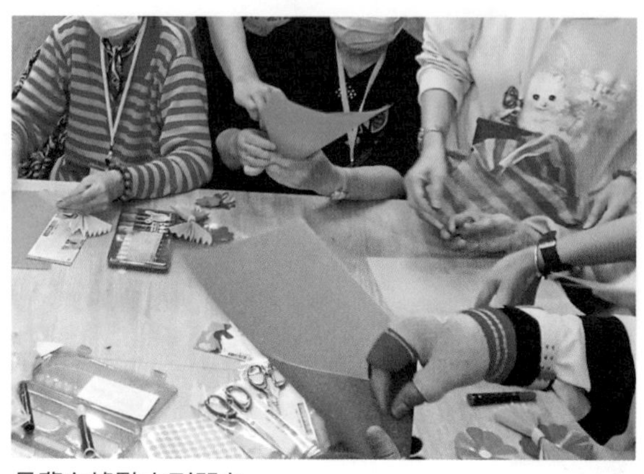
長輩在據點交到朋友。

其哀傷情緒，再順著話用同理心回應，接著用喜愛的事物轉移注意力，成功將她留到下課時間。

不同階段症狀，需要不同的生活化認知促進，照顧失智者是一條漫長的路，家屬不妨安排長輩到據點，讓自己喘息一下。失智社區服務據點提供長輩在地就近、妥善的照顧關懷，經常參與者，熟悉了會互相打招呼、喜歡坐在一起，若有人缺席，就會有人關心「他怎麼沒來？」上課過程還會幫功能比較差的人加油打氣。若長輩失智病程變嚴重，則轉介日照中心、養護機構，通力合作照顧失智者，貫徹「讓長輩有尊嚴的生活」。

QA 解密

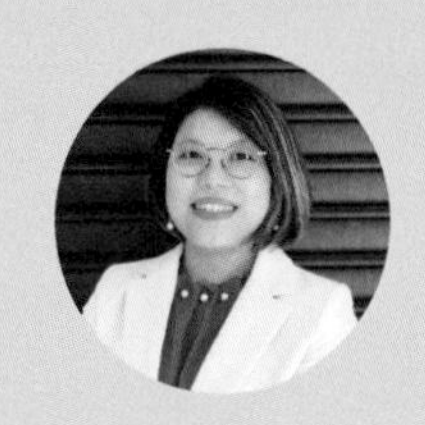

解密專家：
董懿萱 天主教失智老人基金會職能治療師

Q：失智症照護服務有哪些，該如何申請？

A：失智照護分為「失智未失能以及疑似失智者」、「失智且失能（2-8級）者」，可依需求選擇長照服務資源，但有無失智確認並領有身心障礙證明（手冊）者，申請項目有差別。 有以下要點：

- 失智未失能以及疑似失智者，可至失智共同照護中心、失智社區服務據點、巷弄長照站；失智且失能（2-8級）者，提供了「長照四包錢」，減輕家庭負擔壓力。
- 照顧者可向各縣市長期照顧管理中心提出申請，或撥打1966專線。
- 民間社福團體也開設許多家屬訓練工作坊，並提供家屬支持。
- 「瑞智學堂」專為輕度失智者及家屬提供社區型健康促進服務，能延緩疾病退化。
- 衛福部針對失智症照護提供照護據點地圖，可洽各地方衛生局。

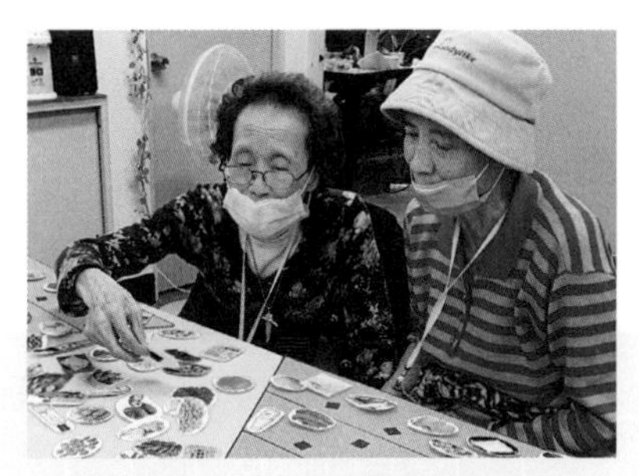

瑞智學堂提供社區健康促進服務。

Part 3

社區整合型服務中心（A單位）

配合政府「長期照顧十年計畫2.0」（簡稱長照2.0）設立A級據點「社區整合型服務中心」，建置醫療與照顧之整合服務，以社區營造方式深耕，建構完善照顧支持網絡，為失能者擬定照顧服務計畫及提供照顧服務。

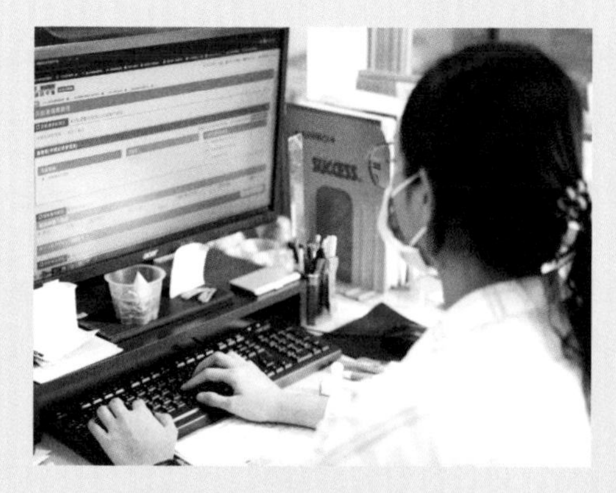

萬華區社區整合照顧服務

萬華區社區整合照顧服務為失能者擬定照顧服務計畫及提供照顧服務。

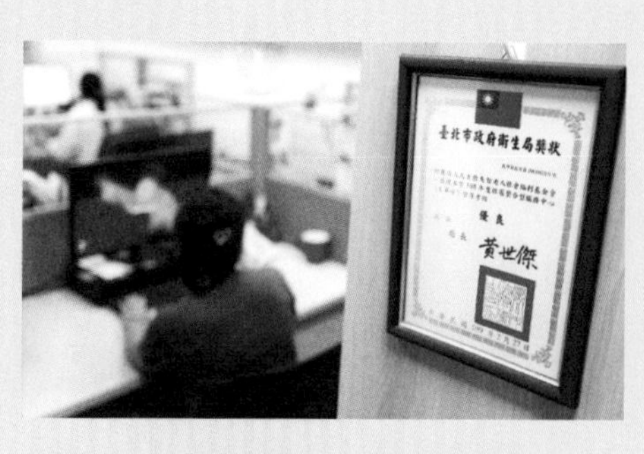

萬華區社區整合照顧服務

以個案和照顧家屬為中心，依照個案多重需求媒合服務資源，使複雜性個案與家庭照顧者能在社區中維持生活品質。

萬華區社區整合照顧服務

連結萬華區長照服務單位及社區資源融入，建立高度整合之跨專業團隊與服務網絡。

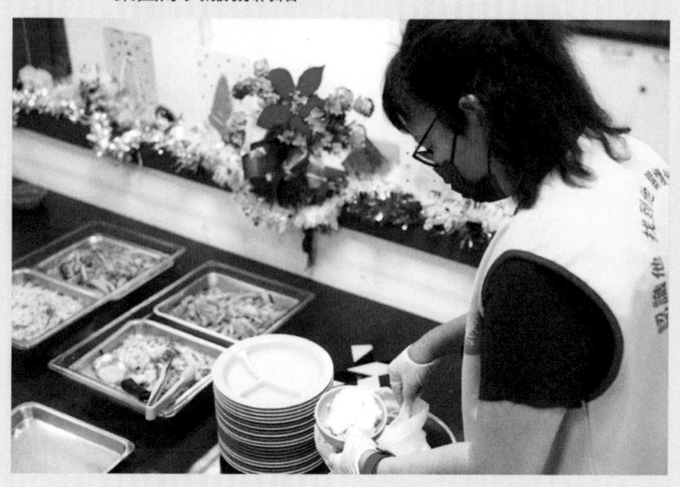

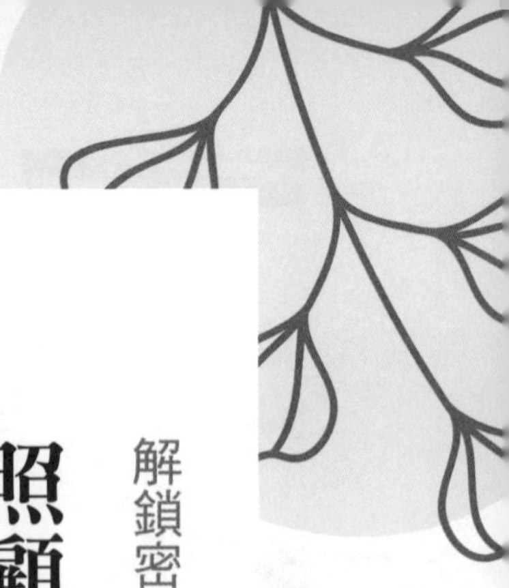

解鎖密碼 03 1966 尋求支援

照顧者難以喘息 多重壓力夾攻

使用服務：

□老人服務中心
□失智社區服務據點
■社區整合型服務中心（A單位）
□居家服務
□日間照顧中心（日照中心）
□失智老人養護中心（住宿型機構）

失智者病程：

□輕度
□中度
■重度

王先生忙於工作養家和照顧雙親，有陣子發現父親怪怪的。「我們以為爸爸是『煞到』，後來覺得不對勁，一向溫和的父親怎麼會罵髒話？」王先生帶父親求診神經內科，得到晴天霹靂的答案，父親確診失智症，家裡陷入愁雲慘霧。

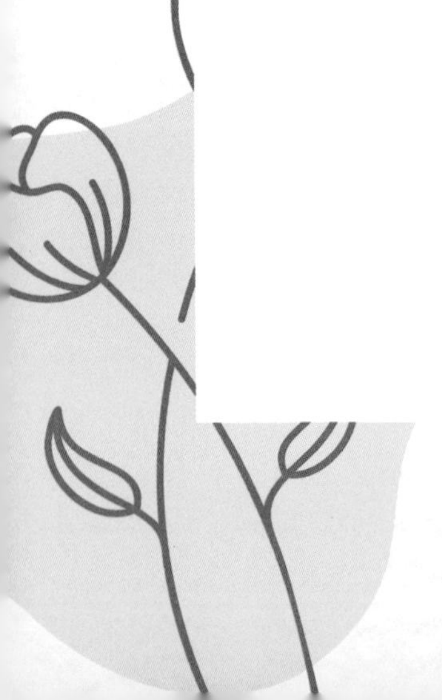

當年邁父親失智了，到底該不該離職當個全職照顧者？王先生身為長子，覺得有必要擔起重責大任，已逾五十五歲，很猶豫要不要提早申請退休，照顧失智父親，但太太非常反對。

面對父親的失智風暴，早上要為他打理餐點、盥洗穿衣，中午要協助餵食、活動身體，晚餐過後要協助洗澡、哄騙入睡，加上父親妄想、錯認、遊走等，家中所有人連忙安撫情緒、阻止亂走，有時刺激惹怒父親，不免挨上幾拳，王先生的妻小無法再忍受這樣的生活，多次吵到快離婚，真的累壞了。

照顧過程多次發生衝突，王先生的女兒正值升學階段，被課業壓力、家庭紛爭搞到憂鬱沮喪。一開始王先生攬下照顧責任，沒有考慮到家人的難處，在里長的介紹下接觸了天主教失智老人基金會，有了轉變的契機。

善用長照資源 不要單打獨鬥

照顧不只是一個人的事情，而是全家人的事。人口結構老化，目前照顧者多為正值中年的「三明治世代」，除了養育孩子，還要面對父母的老化病痛，亦得維持婚姻及工作，在多重壓力夾攻下，善用資源才不用單打獨鬥，並分散照顧壓力與風險。

有別於機構照顧，在社區照顧失智者的民眾，有什麼資源可以使用呢？可撥打長照專線「1966」或網路申請長照服務，經長期照顧管理中心照顧管理專員評估失能等級，再由社區整合型服務中心（A單位）個案管理師依失能等級、需求等，與個案、家屬討論服務項

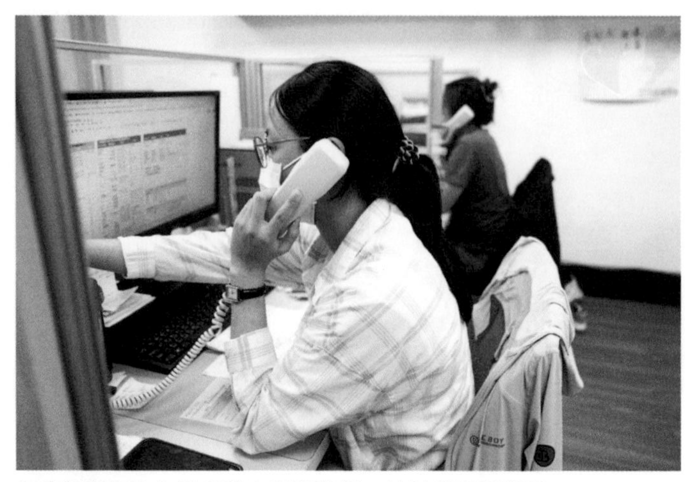

個案管理師為失智者擬定照顧計畫，並提供長照資源。

目，擬定照顧計畫，連結並提供長照資源協助。

這種方式與機構照顧最大差別在於「彈性」，讓長輩留在熟悉的社區環境，接受近便性的照顧服務，家屬也得以喘息，減輕照顧負荷與降低風險。然而，照顧最難克服的一關是「觀念」，不少家屬認為親力親為才是孝順，但照顧工作超出常人負荷，且休息時間破碎，長照資源像救生圈，讓照顧者不用獨自硬撐。

訪視當天，個管師除了討論服務項目，擬定照顧計畫外，也分享實務經驗，建議全家人一起分擔照顧工作，這並非一人就可以完成，不要認為照顧者的付出是理所當然，其他人若不伸出援手，照顧者將成為「下一個被照顧者」。

初期全家人討論過送機構或日照，但母親不肯，對於機構的印象不好，認為是被子女拋棄。所幸王家兄弟姊妹可以輪流照顧父親，但父親的精神行為狀況反覆，家人在照顧上頗為吃力，後來說服母親，讓父親使用日照服務，發現效果比想像中好，也讓家人白天有喘息的時間，關係更加協調。

照顧者容易成為隱形的病人

失智症是不可逆的大腦功能損傷疾病，病程約八至十年，或是更久，照顧者要做好長期抗戰的準備，但不必二十四小時都綁在一起，善用資源，減輕照顧重擔。太多的實際案例，照顧者凡事親力親為，沒有喘息時間，情緒壓力難以抒發，惡性循環下逐漸變成「隱形的病人」，很容易比失智者先倒下！

全台有九成以上的失智者居住在家中，失智程度以極輕度、輕度為最多數。失智者因認知功能障礙，會出現走失、妄想、幻覺、情緒改變等精神行為，照顧難度高，需要長照服務或社會資源來穩定支持。A單位個管師依失能等級、長照需求，擬訂照顧計畫，協助媒合B、C單位的長照資源，但服務非一次到位，在照顧過程中，依長照使用

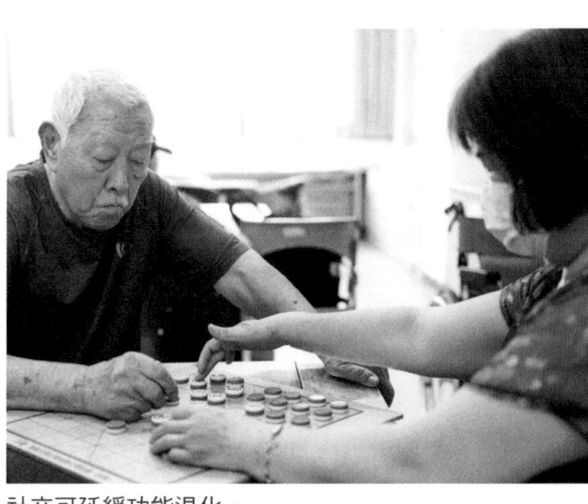

社交可延緩功能退化。

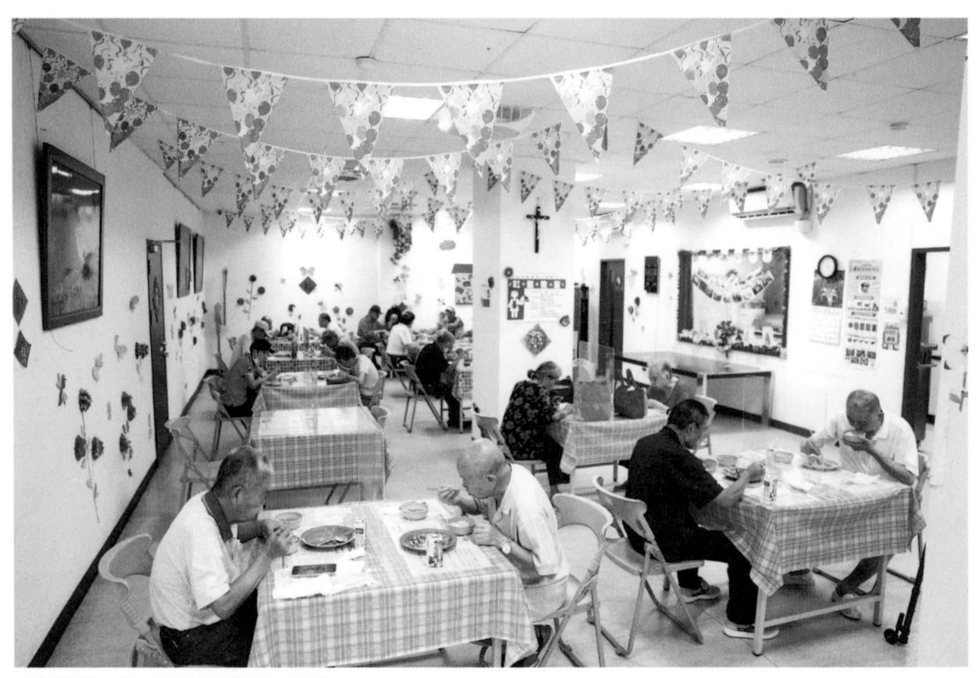
疫情期間，許多照護機構暫停開放。

者的身體狀況、需求，即時調整服務。

天主教失智老人基金會社區整合照顧服務組組長江宗徽社工師分享，歷經兩年多的新冠疫情，日照中心暫停三個月，社區照顧關懷據點也暫停開放，不少家庭拒絕到府的居家服務、社工訪視等，好不容易重塑好的生活作息被打亂。少了日照服務，致使家屬白天要絞盡腦汁安排活動，幸好日照社工及護理師不時電話關心及提供協助，提醒家屬協助長輩參加線上課程，保持體力、腦力，也舒緩照顧的壓力。

QA 解密

解密專家：
江宗徽　天主教失智老人基金會
社區整合照顧服務組組長暨社工師

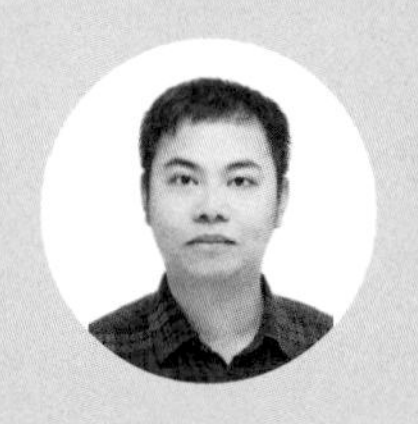

Q：如何善用資源，減輕照顧負擔？

A：2017年起，長照2.0提供「照顧及專業服務」、「交通接送服務」、「輔具服務及居家無障礙環境改善服務」、「喘息服務」四項補助，簡稱「長照四包錢」，針對長照使用者的長照需求與社區整合型服務中心（A單位）個案管理師討論服務項目，後續連結特約服務單位提供長照服務。若非長照資源，亦可向個案管理師詢問討論，後續將協助轉介相關單位。

- 為使服務提供更順暢，「照顧共識」很重要，不僅要與長照使用者溝通說明，對於其他家屬或照顧者也是必要的，以減少紛爭。
- 長照服務或其他社會資源，不能完全滿足長照使用者或照顧者需求，需視狀況，選擇合適的服務，逐步調整，倘若長照使用者或照顧者覺得不夠，建議自費、外籍看護或機構照顧來補足。
- 使用長照資源的過程中，若長照使用者的身體狀況改變，致使服務項目、額度不敷使用，可聯繫照顧管理專員或個案管理師，提早進行複評，討論調整服務，以滿足照顧需求，避免超額自費。
- 對於長照使用者不習慣使用服務，可以循序漸進，多方嘗試，不急於一次到位，如不習慣日照，可與日照中心討論是否可以安排志工陪伴，建立信任感、或先使用居服、到據點參加活動或課程等。
- 若懷疑長輩失智，建議回診或利用健診的機會檢查，不要浪費政府提供的一年一次免費健康檢查
- 照顧者要建立自己的照顧支持網絡，正式和非正式資源都要納入，先照顧好自己，才能好好照顧家人。

Part 4

居家服務

因身心受損致日常生活功能需他人協助之居家老人，欲申請服務者，先通過長照中心評估後，待社區型服務中心（A單位）轉介至本會後，即可提供服務。由居服員到家中協助，包含身體清潔、基本日常照顧、餵食、協助沐浴及洗頭、陪同外出或就醫等。

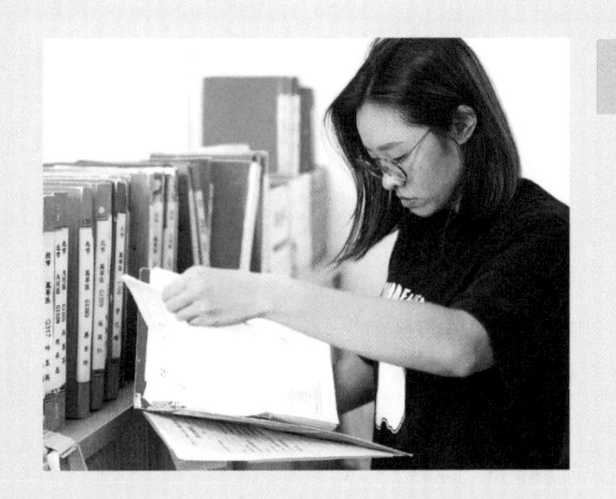

居家服務

居服員將專業照顧送到家中，提昇長輩生活品質，減輕家屬照顧壓力。

居家服務

居家服務督導員會安排居服員前往個案家庭進行服務。

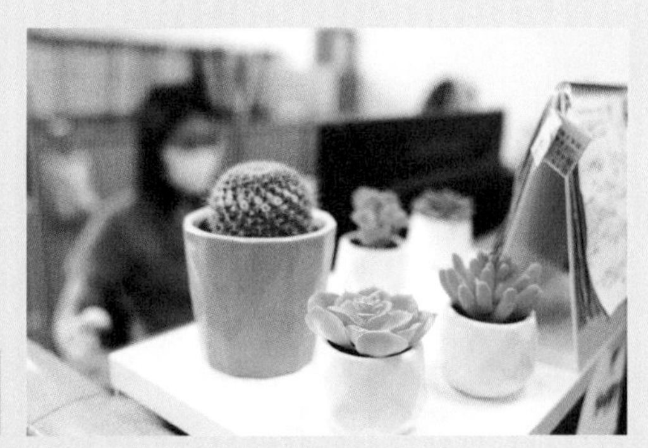

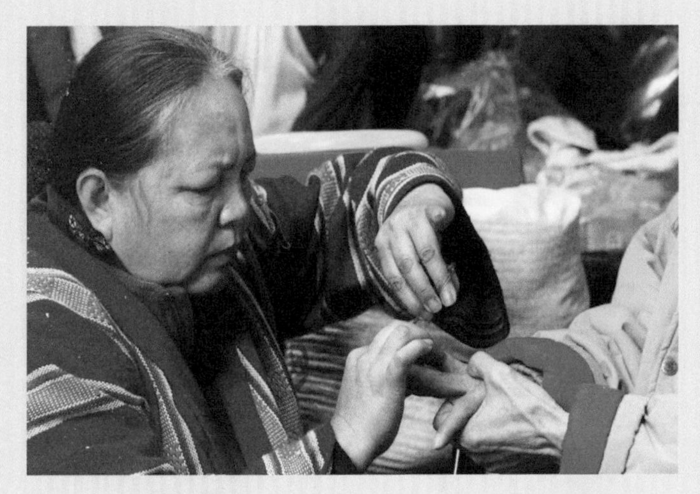

居家服務

除了基本日常照顧、清潔等照顧服務，還有協助個案復能、提升自主生活能力的專業服務。

解鎖密碼  04 柔性溝通穩定情緒

老婦嚷嚷有賊 一年換五次門鎖

失智者病程：
■輕度
■中度
□重度

使用服務：
□老人服務中心
□失智社區服務據點
□社區整合型服務中心（A單位）
■居家服務
□日間照顧中心（日照中心）
□失智老人養護中心（住宿型機構）

疑似失智的江阿姨，行動無礙，會自行到診所看氣喘拿藥、身體不舒服自己打 119 報案，每次居服員到家中協助，鄰居怨聲載道：「阿姨明明就沒什麼問題，救護車不是這樣用的吧，造成社會資源的浪費！」

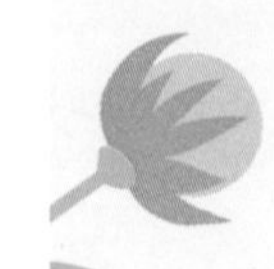

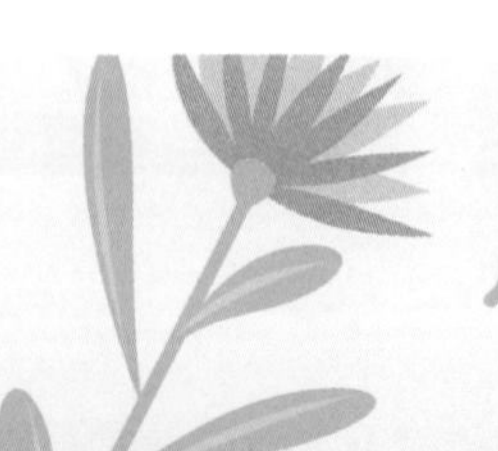
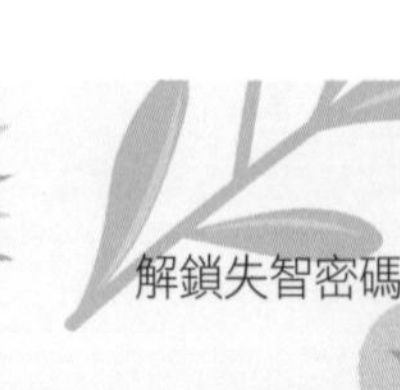

「阿姨，幫我開門啊，電鈴按了好久都沒回應，你沒事吧？」居服員好不容易電話聯絡上江阿姨，上樓之後，她表情緊張，嚷嚷著有賊偷東西。「前幾天有人溜進來，偷走我藏在枕頭下的錢，太可惡了，又要再找人來換鎖。」前前後後，江阿姨一年內已經換了五次門鎖，連鎖匠都覺得匪夷所思，但客戶堅持也沒辦法，只能把鎖拆掉重換。

七十二歲的江阿姨獨居多年，人際關係疏離，因為個人衛生習慣不好，鄰居難免有抱怨，而且對於她沒事就叫救護車的行為很不以為然，再加上看到她請居服員到府協助物品代購、家務整理，直說：「她根本沒事啊，能走路，也常去醫院拿藥，到底有什麼大問題？」居服員幫忙解釋，老人家看似行動正常，但內心很孤獨，有憂鬱傾向，也疑似有失智症。

否認自己失智　強烈拒絕就醫檢查

有時候聽到鄰居與居服員的對話，江阿姨非常生氣，「我又沒有失智，為什麼要這樣講？」江阿姨面對質問時容易發怒、有較大的情緒起伏、懷疑有小偷的被害妄想、反覆問一樣的問題、居住環境雜亂……高度懷疑是失智症或失智症前期的輕度認知障礙。只要一提到就醫檢查，江阿姨就斷然拒絕，直到社工為了讓江阿姨有更好的照護資源，帶她就醫才確診失智症。她使用居服兩年多，後期症狀更為嚴重，暴怒、躁動不安、溝通困難，最終因氣喘、呼吸衰竭，在醫院過世。

很多人常以自憐自艾的方式博得關

注，江阿姨也會用悲情牌討關愛，不斷打電話到機構訴苦：「我好可憐，都沒人來關心，居服員什麼時候會來啊？」有時一天打了七、八通，反覆確認好幾次。到了居家住所，居服員被要求去買香菸，因為附近雜貨店好幾家都拒賣給江阿姨，店家老闆說：「這是為她好啦，年紀大了少抽一點，而且不斷重複購買，菸癮也太大了吧，還是忘記已經買過，你們要不要帶她去看醫生？」在鄰居眼中，江阿姨已被貼上「麻煩人物」的標籤。

樓梯間堆滿雜物 推說居服員做的

「阿姨，你的藥又忘記吃了！」有氣喘老毛病的江阿姨，會自行就醫領藥，服藥時間卻不固定，和她三餐時間不正常有關，作息紊亂導致失智病程加重。有一陣子，江阿姨把垃圾堆放在公寓樓梯間，散發惡臭引來鄰居不滿，里長來協調時，她滿臉委屈說：「都是居服員弄的，跟我沒關係。」然後又打電話到單位投訴，完全不知是自己弄亂環境，居服員只好幫江阿姨清理堆放的廢棄物，另提醒她多注意環境衛生。

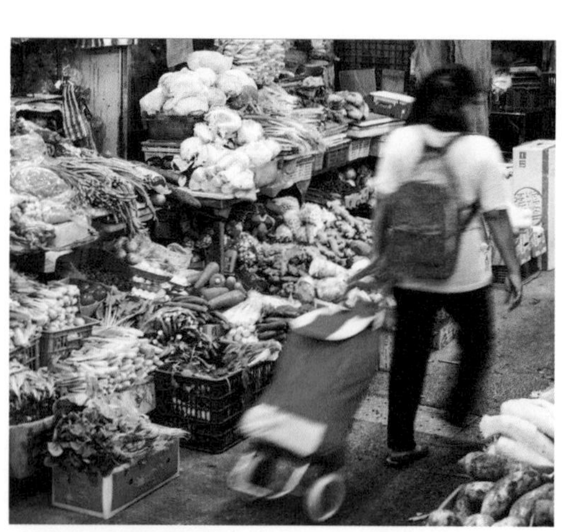

失智者易重複購物。

細心的居服員陪伴著脾氣不太好的江阿姨，整理重複購物多買的東西，協助環境大掃除，希望減少堆放雜物的絆倒風險，改善環境動線，亦能減緩失智者不安的情緒。但是當認知功能嚴重退化，江阿姨對居服員也變得多疑，認為會偷走她的東西，不准收走多餘的雜物，好幾次吵著要再更換家裡的門鎖。家人討論是否要讓江阿姨住到養護中心，她勃然大怒不肯搬家，只好繼續使用居家服務。

督導員為居服員派案。

失智者的照護日漸困難，因為無法預測下一刻會發生什麼事，隨便一個點都可能踩到地雷，尤其是出現被害妄想時，感覺受威脅、充滿不安全感、脾氣說來就來。無法轉變的錯誤認知，聽不進事實解釋，照顧者不妨柔性溝通，提供適當的作法，「阿姨，我們把家裡打掃乾淨，你看空間變明亮了，小偷進來就沒地方可以躲了。」「門鎖很堅固啦，鎖匠說這是最新款式，小偷絕對無法破解。」失智者的情緒穩定之後一切好談，妄想的狀況也會減緩許多。

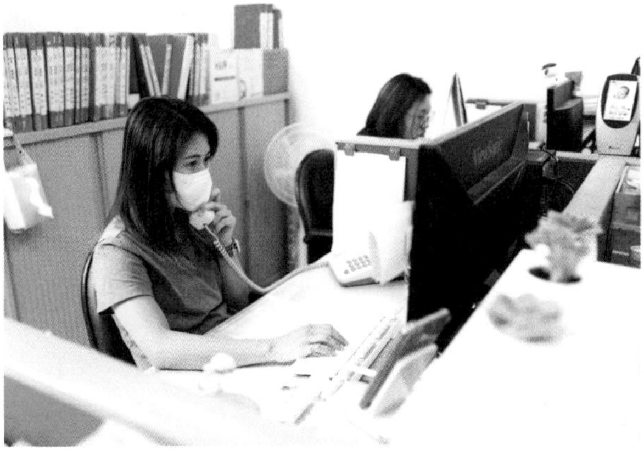

QA 解密

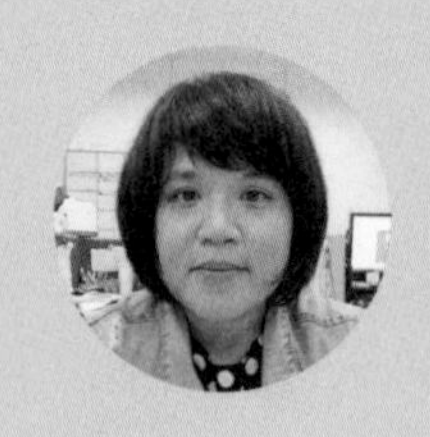

解密專家：
林佩樺　天主教失智老人基金會
台北市居家服務督導員

Q：長輩有失智徵兆，卻不願就醫該怎麼辦？

A：失智者沒有病識感，更討厭聽到別人認為自己異常，會強調「我又沒生病，為什麼要看醫生？」如果覺得長輩行為、個性跟以前大不相同，一定要及早就醫診斷，才能有效控制病情。

- 柔性溝通，用關心的口氣請求，利用健康檢查的理由，事先與醫師溝通，避免以「失智症鑑定」等敘述，當事者比較不會排斥。
- 找關鍵人物幫忙，例如失智者最喜愛的兒子、孫女，或是鄰居、老朋友，講話比較聽得進去，或以陪同就醫的理由讓失智者就醫。
- 先帶去看別的病，再請醫師幫忙轉診；或是掛高齡整合門診，避免長輩聽到精神科有排斥感。
- 用善意的謊言，像是抽到免費的健康檢查、老人才有的健檢福利。若失智者生性節儉，很容易引起他的興趣。

關鍵補腦　失智黑數

隨著人口高齡化，未來失智人口快速增加，台灣65歲以上失智症盛行率約8%，但有許多人未被評估確診，原因在於失智者不願意就醫、家屬忽略就醫的重要性，以及失智症的汙名讓人不想公開討論，家屬不願意領取身心障礙手冊。

解鎖密碼 05 巧妙乾坤大挪移

奶奶囤物 家裡、冰箱有如垃圾堆

租房度日的蘇家三代，兒子擔任公車司機，早出晚歸，白天只能請年邁的媽媽照顧孩子。老奶奶罹患輕度失智，認知功能受損，影響判斷力，家中、樓梯間堆放許多雜物，房東不願續租，只好搬家。

使用服務：

□老人服務中心
□失智社區服務據點
□社區整合型服務中心（A單位）
■居家服務
□日間照顧中心（日照中心）
□失智老人養護中心（住宿型機構）

失智者病程：

□輕度
■中度
□重度

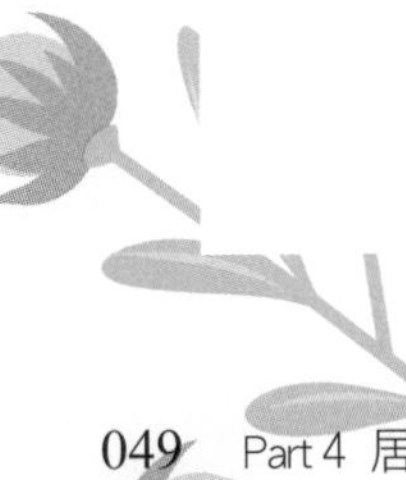
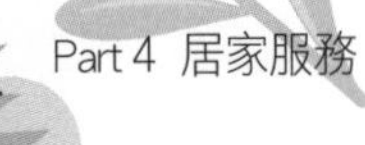
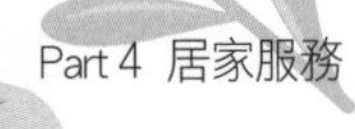

萬華的老舊社區內，蘇奶奶看到居服員提著便當到訪，面露不悅，「你怎麼又來了！」「蘇先生請我來照顧你啊，怕你肚子餓，這家便當很好吃耶，你的孫子也很喜歡。」同樣的對話每天都要重複。

居服員一走進客廳，看到早上的清粥小菜還放在桌上，冰箱裡還放著前一天、甚至好幾天前的便當，心裡雖然覺得浪費食物，但送餐服務還是不能間斷，無論刮風下雨，中午總會準時送上熱騰騰的餐盒，希望老人家能攝取均衡營養。

蘇家祖孫、兒子原本租屋在萬華另一社區，老奶奶每天帶著孫子走路上下課，帶孫子成了生活重心。年邁老婦逃不過失智的風險，好幾次忘了準時接送，而且看到路邊的紙箱瓶罐就拿回家堆放，嘴裡嚷嚷：「這些回收物都可以換錢。」過多的雜物和異味引來鄰居抗議，房東擔心房子變成垃圾屋，租約到期就不再續租。好不容易找到另一個落腳處，兒子無法照料母親平日的午餐，請居服員到府幫忙，偶爾協助簡易的家事清潔，減輕照護負擔。

奶奶內心充滿傷痛 積鬱成疾

「我媽媽拜託你多照顧了，她上了年紀後，和年輕時相比退化很多，有囤物症的壞習慣，有時候還會忘記接送孫子，麻煩有空提醒她。」聽到兒子講述的「大腦退化」，居服員心裡明白，家屬其實不願意承認家人失智的事實，擔心被別人用異樣眼光看待，也怕無法融入新的社區。

送餐一段時間後，居服員漸漸和蘇奶奶熟稔了起來，摸清她的個性和脾氣，幾次聊天，知道她喪夫的心痛，也感受到奶奶對媳婦離婚的憤怒，各種憂傷致使陷入自我封閉，又不敢跟別人詳談，積鬱成疾。

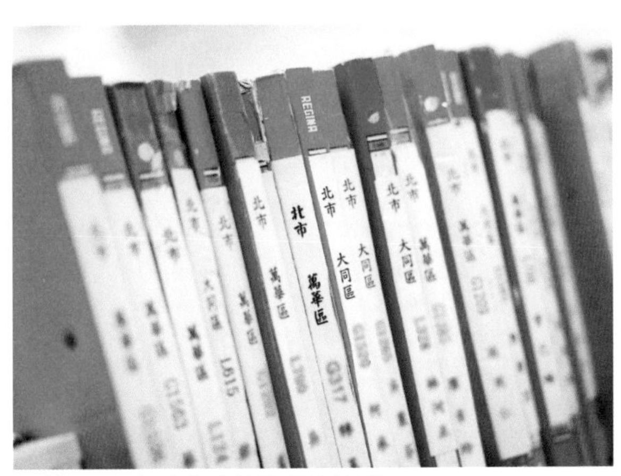

督導員記錄個案每次使用服務情形。

自從罹患失智症後，蘇奶奶最明顯的改變就是「把家裡搞得全是雜物」，捨不得丟東西，還會帶回廢棄物，如果開口勸說或擅自丟掉，只會惹來一頓風波，所以要「不著痕跡」清理環境。居服員身經百戰，知道如何安撫應對失智者的囤物症，「奶奶，小孫子說他需要空間畫圖，我們先把客廳的紙箱挪走好嗎？」「罐子放在牆角踢到會跌倒耶，我先放到陽台。」利用學校作業、環境安全等理由，慢慢乾坤大挪移，再用其他話題轉移注意力，久了便忘記為了什麼事而吵。

先認真就輸了 打哈哈幽默應對

蘇奶奶另一個惱人的行為問題，是捨不得丟食物，沒吃完的餐食不斷重複加熱，營養價值被破壞，而且常常加熱到面目全非。以健康的角度來說，隔夜菜容易產生有害物質，居服員到府第一件事，就是把冰箱的剩菜殘羹清掉，陪著奶奶吃新鮮的便當。「你喜歡今天吃的滷肉飯嗎？」「這家餐廳很受歡迎都要排隊哦，下次要不要換另一種招牌菜色？」居服員打聽奶奶的菜色喜好，有人陪伴吃飯聊天，減少了剩食的分量。

偶爾，蘇奶奶也會鬧脾氣，包括懷疑居服員的做事效率，打電話給兒子抱怨：「他們來又沒幹嘛！有做很多事嗎？為什麼要付錢？」酸言酸語令人尷尬難受，但轉念一想，失智者的大腦功能漸進退化，上一秒還談笑風生，下一秒可能翻臉不認人，告誡自己不要把往心裡去，「先認真就輸了！」不妨用打哈哈的方式帶過，或是幽默口吻回答：「奶奶，你也來試看看，當居服員的好處很多。」或是撒嬌創造愉悅氛圍，如果真的很在意，用正經八百的口氣表達真實感受，失智者腦袋清醒時，可以理解意思。

相處久了，蘇奶奶的服務項目也增加：洗澡、備餐、整理環境、提醒用藥。居服員另外搭起友誼橋樑、打點好鄰里關係，住附近的里長會協助接送孫子，鄰居也幫忙看著蘇奶奶，注意徘徊遊走症狀，預防走失。兒子很欣慰看到母親的轉變，原本不會跟鄰居打招呼、迴避別人眼神注視，後來已會微笑回應。有了居民的幫忙，更多人一起關心失智者及其家庭，讓失智者活得更有尊嚴，在社區感到自在安適。

QA 解密

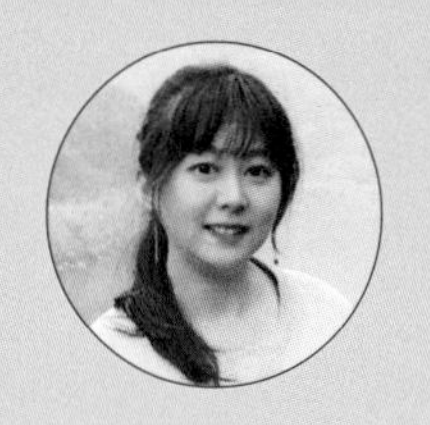

解密專家：
吳蕙茹　天主教失智老人基金會
　　　　新北市居家服務督導員

Q：家中有失智者 該如何請鄰居幫忙照應？

A：不少人仍存在著失智居住歧視，所以失智家庭不敢讓鄰居知道家中長輩生病，但失智照護已無法單靠家庭，應轉為社區互助模式，共同打造「失智友善社區」。

- 跟鄰居打好關係，誠實告知家人的失智狀況，避免異常行為造成不必要的衝突誤會。
- 遇到困難時，可請里長幫忙，有些社區平常會透過里民座談宣導失智衛教，激發同理心。
- 如有囤物症或其他精神行為，請鄰居多包涵，家人協請職能治療師或物理治療師減少行為精神症狀或躁動不安情緒。
- 主動連結里長及社區商家，形成守望相助網絡，家人也一起加入失智友善天使的行列。
- 不要避諱帶失智者看醫師評估，跨團隊介入可延緩失智症狀；確診失智症後，可向各縣市長期照顧管理中心申請長照服務。

關鍵補腦　失智友善社區

藉由社區鄰里的守望相助，營造失智友善社區環境，形成守護網讓失智者在社區安全快樂生活，並減輕家庭及社會的照顧壓力。失智友善社區包括四大元素：友善參與、友善居民、友善環境、友善組織，支持失智者及照顧家屬。

解鎖密碼06　說重點，再重複重點

半百大哥失智反鎖頂樓驚魂記

使用服務：

□老人服務中心
□失智社區服務據點
□社區整合型服務中心（A單位）
■居家服務
□日間照顧中心（日照中心）
□失智老人養護中心（住宿型機構）

五十多歲，來到人生重要轉折點，正待創造累積幸福的老後，游先生卻因嚴重的腦中風而引發血管型失智症。除了肢體不協調的後遺症，也產生類似巴金森病的症狀，太太忙著工作賺錢，只好請居服員到家協助，減緩退化速度。

失智者病程：

■輕度
□中度
□重度

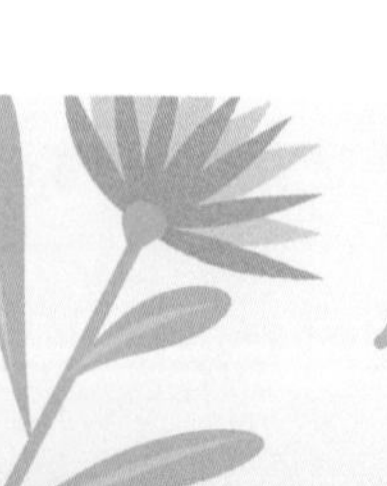

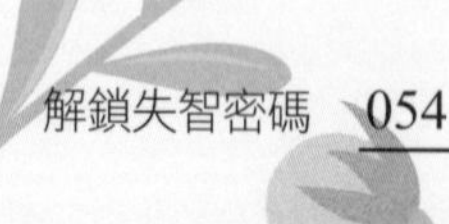

「游大哥，你怎麼又被反鎖在頂樓了，還好我有發現，趕緊衝上來救你！」居服員安撫坐在牆角的游大哥，輕拍他的背，引導下樓，回到家中稍微梳洗乾淨，打開香噴噴的便當，試著讓他忘記剛剛的驚魂記。

這已經不知道是第幾次，游大哥走到公寓頂樓，然後鐵門關上受困，不知如何求助，只能等待前來救援的好心人。當居服員打開門時，游大哥一副不知所措的樣子，讓人看了好心疼。

「不好意思，又造成你的麻煩了，我先生常在室內、戶外來回走來走去，不知道到底想做什麼？」游大哥的新住民妻子連忙道歉，表示先生在家常會原地來回踱步，有時沒注意就順勢開門走出去，曾經跑到馬路中間，讓行經車輛的駕駛嚇了一跳，急忙煞車，幸好無人受傷。

游大哥中風後步態沒那麼順暢，神經功能受損，造成平衡不好易跌倒，但他還是耐不住關在家裡，一有機會就想往外跑。被鄰居提醒多次，遊走路線改成公寓頂樓，偶爾會晃到附近巷弄，幸好都能找到路回家。

自卑沒信心 樹立心理防衛機制

游大哥膝下無子，原是家中經濟支柱，突然中風倒下，妻子咬牙撐起一切，擔負全部照顧責任。申請居家服務中午送餐、協助沐浴、更換衣服、口腔清潔、如廁等。年輕的血管型失智者，病程起伏時好時壞，腦部受損直接影響智力功能退化，以及語言和空間定向，常不經思考往頂樓走去。步履蹣跚，好幾次在頂樓跌倒了，無法自行爬起來，僅能臥倒在地上等人來相救。

到游家服務之前，督導員多次家訪了解個案狀況，未滿六十五歲的血管型失智症，加上中風後遺症、巴金森病，出現行動障礙、手腳無力、大小便失禁、說話也含糊不清，一連串打擊徹底改變了他的人生，覺得自卑沒信心，也樹立了心理防衛機制。

「剛開始他防備心很重，不肯讓我們團隊靠近，拉長戰線慢慢建立關係，好幾次買去的便當都沒打開，太太晚上回覆訊息說完全沒動過。」居服員很是沮喪，遇到這些特殊狀況立刻告知督導員，團隊共同商討解決方式。

助失智者養成習慣 不隨意更改服務時間

失智者常會有「防禦性行為」，以致照顧者誤會不合作、難以相處，不論哪個病程的失智者，都保有人的連結和情緒能力。游大哥因腦傷造成尿失禁，使用紙尿褲預防來不及如廁，潛意識裡感到自己有缺陷，也因此拒絕他人接觸。居服員耐心陪伴，建議家屬改用「復健褲」，自行穿脫顧及尊嚴又能防止體力衰退。中風影響語言能力，僅能用單字溝通，居服員將複雜的事情簡單化，一次表達一個訊息，「說重點、重複重點」，講十次也沒關係，直到達成目標為止。

督導員分享，游大哥只接受固定的居服員，當居服員請假時，他看到不熟悉的代班人員，寧願餓肚子不開門。跟家屬討論後，同意多名安排「和諧相處」的人員輪流提供服務，「主要是彼

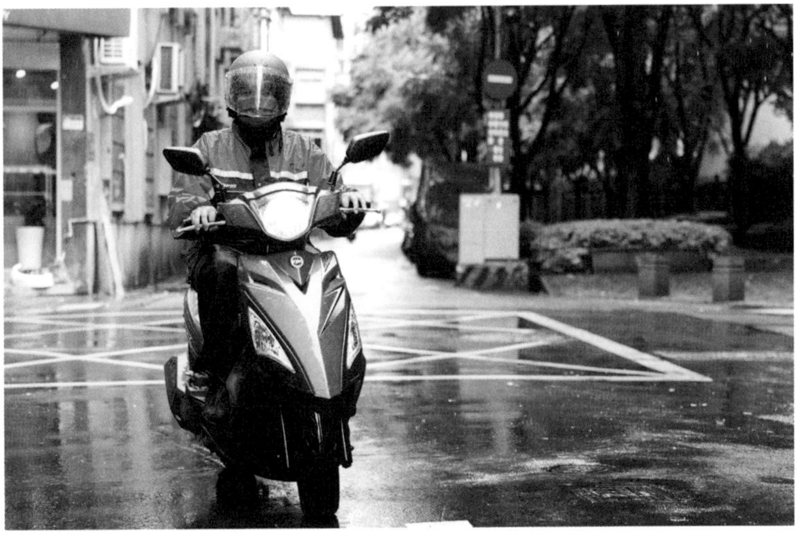

此之間的默契，失智者雖然失去時間感，但他們已經習慣居服員在某個時段出現，彷彿心中有感應，所以不能隨意更改服務時間。」就現實面來分析，失智者會「記得」居服員出現的時間，這是長期建立的規律性，應用在生活作息上，才不容易產生混亂。

居服員風雨無阻提供送餐、協助沐浴等照顧服務。

除了送餐服務，家屬偶爾增加協助沐浴，「因為在外遊走流汗或摸到髒臭的東西，或是在頂樓跌倒讓全身髒兮兮，就需要沐浴服務。」居服員幫忙洗澡時，先準備好所有清潔用品，直接下指令帶到浴室，「我們到浴室去！」精簡、直接的句子引起注意，語氣溫和但堅毅，如果是用「我們到浴室去好嗎？」失智者反而會不知所措或拒絕。居服員的工作像個偵探，理出問題癥結，有時自然啟動關心機制，讓每一趟任務都有圓滿的句點。

QA解密

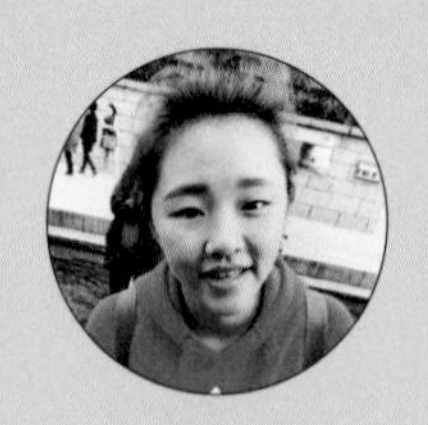

解密專家：
黃伊蔓　天主教失智老人基金會
台北市居家服務督導員

Q：如何幫失智者制定規律的作息，延緩病程惡化速度？

A：作息保持一定的規律性，大腦就不容易產生混亂，減少半夜遊走、變成失蹤事件的機率。

- 在固定的時間起床、刷牙洗臉、用餐、沐浴、睡覺，白天要安排認知課程及適度運動。
- 提醒日常生活事務，鼓勵失智者獨立完成，維持生活自理功能。
- 請失智者協助簡單的家務，給予稱讚、讓對方感到尊嚴及價值。
- 注意夜間睡眠，打造良好睡眠環境，若有睡眠障礙可諮詢醫師開安眠鎮靜藥物。
- 可安排失智者到長照據點參加活動，減少白天老是在家睡覺的情形。

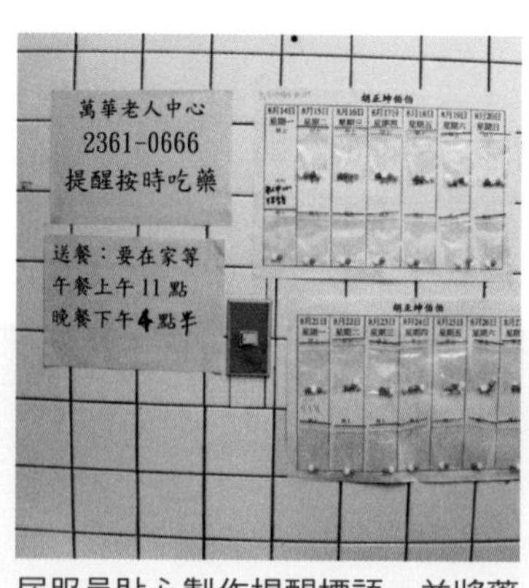

居服員貼心製作提醒標語，並將藥品分袋。

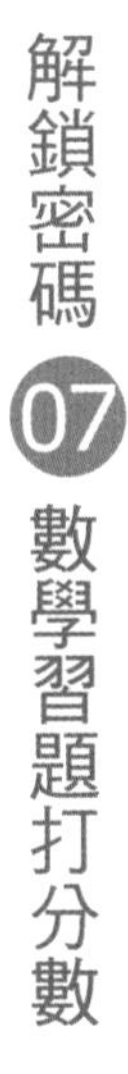

解鎖密碼07數學習題打分數

爸爸不愛洗澡 全家出動大作戰

使用服務：

□老人服務中心
□失智社區服務據點
□社區整合型服務中心（A單位）
■居家服務
□日間照顧中心（日照中心）
□失智老人養護中心（住宿型機構）

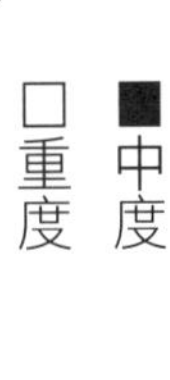

失智者病程：

■輕度
■中度
□重度

「我爸爸的失智病程進入中度後，變得不太愛說話，最困擾的問題就是洗澡。」楊伯伯的女兒說，爸爸怎麼樣就是不肯脫衣洗澡，所有人想盡辦法要幫他沐浴更衣，有時候忙了一個小時，連一滴水都沒碰到。

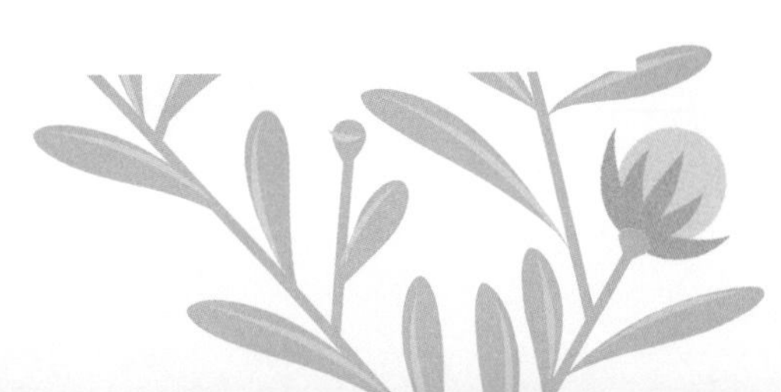

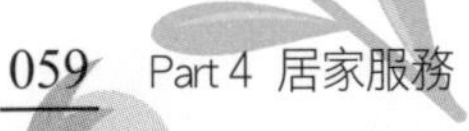

楊伯伯的女兒說，每次爸爸進去浴室大半天都沒聽到水聲，出來時還是穿著同一套衣服，問他洗好了沒，只會點點頭。女兒面露無奈，沐浴是很隱私的事，但爸爸不洗澡，只好由家人輪流在一旁協助他。

楊伯伯還能說話時，到了要洗澡的時候，常會說：「我自己洗就好。」「不是才洗過嗎？我不要。」家人後來才了解，失智者的認知功能受損，認為已經洗過，或忘記洗澡步驟，不知道如何解決，所以總是說不要。楊伯伯的狀況也是一樣，在浴室裡不知所措，不會開水龍頭調節溫度、不會脫衣服，站了幾分鐘後直接走出來。

楊小姐為了讓父親有進一步的動作，洗澡前乾脆直接把衣服袖子剪掉，「我覺得這樣比較好穿脫，爸爸看到衣服破了也應該會脫掉吧！」結果事與願違，這種激烈的作法造成反效果，楊伯伯寧願讓自己髒臭好幾天也不洗。

引導進浴室就成功一半

為了減輕媽媽的負擔，女兒申請長照2.0的居家服務，減輕照顧父親的壓力。居服員來到家中，協助建立失智者願意洗澡的標準流程，第一步想辦法帶去浴室，「誘導進到浴室就是成功的一半！」但是要先注意洗澡的環境：地板不會滑、放置洗澡椅、確認清潔用品、調好水溫、預備吹風機、備好換洗衣物，準備好所有細節，讓過程如行雲流水般，不會卡住空等。建立固定模式後，楊伯伯只要一脫衣服、打開蓮蓬頭，幾乎能順利完成沖洗、清潔、擦乾、穿衣，大約三十分鐘搞定一切。

不過，並非每次都如此順利，有時楊伯伯還是會因為睡不好、胃口不佳、悶悶不樂、提不起勁等各種因素而排斥洗澡。居服員建議優先照顧失智者的情緒，「小孩子跟大人都會鬧脾氣了，何況是失智者，兩、三天沒洗澡也沒關係啦。」

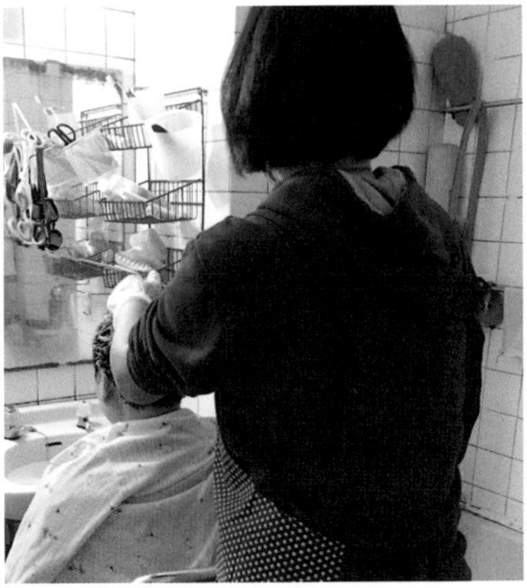

用失智者喜愛事物當誘因引導洗澡。

經過溝通，取得家屬的諒解後，下次服務時，若居服員再度碰壁，也會用撒嬌等技巧引導伯伯進浴室。「拜託你啦，我們盡快沖洗乾淨，這麼多天沒洗會有味道耶。」「楊伯伯，你不讓我洗澡的話，我會拿不到薪水，這個月就要吃土了。」

居服員分享相關技巧，不妨試著找失智者喜愛的事物當誘因，「楊伯伯以前是老闆，算術能力非常好，家人會讓他寫小朋友的數學練習本，一題題打勾、打分數，讓伯伯臉上滿是開心笑容。」抓住這個點跟他說：「洗完澡就來複習數學，今天有新的習題挑戰。」

或是曾有一位失智奶奶不願讓居服員幫忙，居服員知道奶奶以前很愛上髮廊，就順勢說：「我很會洗頭喔！有考過美髮證照。」奶奶眼睛一亮，接下來的過程都很順利，甚至還會主動問家人：「美髮師什麼時候要來？」

聽到關鍵字，失智者心情對了，可讓效率達到事半功倍。然而，若是卡關，洗澡服務結束，居服員也像幫自己洗了一次熱水澡，「因為累到滿身大汗，幫人洗澡並不輕鬆啊！」

不輕鬆的原因包括心累，大多數失智者拒絕洗澡的真正原因是尊嚴，一般人或許難以想像，生病前稀鬆平常的日常清潔，竟要讓外人協助進行，當事人即使再怎麼嚴重失智，也會知道自己是因疾病或殘疾需要照料，居服員能感受到這股被壓抑的負能量。

探索過往生活背景 喚起美好回憶

站在失智者的角度思考這些點，任誰都不想被認為「沒有價值」、「老了沒用了」。有些失智者會因為聯想到過去不好的經驗，例如小時候曾被脫衣狠打、潑水欺負等，痛苦記憶產生驚恐。

深入了解失智者拒絕洗澡的原因後，居服員會試著用其他方式喚起對洗澡的美好回憶。楊伯伯年幼時都是用圓型大澡盆，所以改用澡盆、舀水勺，慢慢一瓢瓢溫潤身體，從肢體放鬆狀態可以看出舒緩緊繃的身心。

在過程中，可同時觀察失智者的動作協調性、檢視有無傷口或皮膚硬塊，老人家表達能力有限，有病痛也可能不說，可利用洗澡的機會確認健康狀況。如果遇上心情不好，甚至產生攻擊行為，不強求天天都洗，先尊重他的決定，千萬別硬碰硬。

QA解密

解密專家：
林佩樺

Q：幫失智者洗澡要注意什麼？不喜歡洗澡怎麼辦？

A：輕度失智者可先用勸說、引導的方式，嘗試柔性溝通，通常都有效果。中重度失智者強烈抗拒時，可能會攻擊、怒罵，減少洗澡次數也沒關係，隔天再嘗試。

- 洗澡前要確切告訴失智者，等一下要做什麼、下一個步驟內容、洗澡工具的作用，讓對方感受到善意。
- 連結過往生活經驗，用失智者會接受的理由，如：「洗乾淨會給人家好印象，出門有面子」。
- 準備失智者熟悉的日常用品，包括最喜歡的衣服，告知洗完會換上乾淨衣物，全身會很舒適。
- 觀察失智者配合度最高的時間點，例如上完廁所，順口說要洗屁股、洗身體，慢慢引導。
- 若失智者身上發出異味，不要露出嫌惡的表情，用「我來幫你洗乾淨」的口吻，誇讚對方配合度很高。
- 脫掉衣服時，可先用毛巾蓋住私密部位，降低害羞情緒，洗澡的接受度就會增加。
- 注意事項：如果已經長達多天不洗澡，但大吵大鬧抗拒，可求助醫師評估病況，開立穩定情緒的藥物。

解鎖密碼 08 愛心、耐心、同理心

氣質奶奶性情大變 懷疑老伴出軌

「笨蛋！」、「去死！」「他媽的！」

原本是大家閨秀的金奶奶，高雅秀氣、謙和有禮，但失智後判若兩人，尖酸刻薄、亂罵髒話，原本溫柔的眼神都變了，而且疑心病很重，對另一半緊盯不放，爺爺看似快要撐不住了……

使用服務：
- □老人服務中心
- □失智社區服務據點
- □社區整合型服務中心（A單位）
- ■居家服務
- □日間照顧中心（日照中心）
- □失智老人養護中心（住宿型機構）

失智者病程：
- ■輕度
- ■中度
- □重度

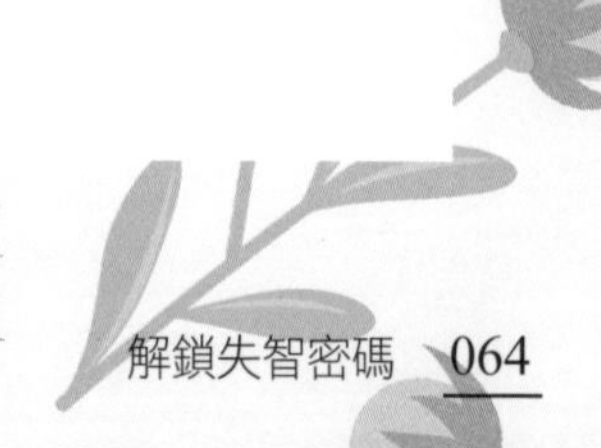

「媽媽沒有罹病之前，我不知道失智症這麼可怕，除了記憶力變差，個性也完全大變。」兒子回憶金奶奶以前非常優雅，還參加過「模範母親選拔」，卻因病失去自主生活能力，凡事都要他人照料。個性方面，對身邊的人也產生不信任感，常懷疑老伴外遇出軌，黏得很緊，愛吃醋，溫婉的賢內助變身不講理的潑婦。

奶奶失智初期，社區關懷據點人員到家訪視，邀請她參加健康促進課程，老伴都要陪著去，幫忙處理大小事。年邁的爺爺跟進跟出，不能隨便跟其他女性靠近談話，壓力著實不小。

家人討論申請居家服務分擔照顧壓力，第一位居服員來到家裡，奶奶和她幾乎沒有眼神交流，甚至迴避，不肯讓對方碰觸，「媽，這位是來幫忙你生活起居的王小姐，有什麼需要都可以告訴她，但你不講話，人家不知道該如何做。」家人勸導金奶奶無效，只能搜集線索找真相。

照顧失智者情緒 需要從容和淡定

用盡各種方法旁敲側擊，聽親戚分享過去生活點滴，終於發現原來金奶奶看到居服員就聯想到罹患乳癌過世的阿姨，覺得是不祥預兆，害怕觸霉頭，才會百般排斥。兒子頻頻向督導員抱歉，沒想到是迷信禁忌，詢問是否能安排另一名居服員。

「別太在意了，人的相遇都是緣分，失智者因為腦袋紊亂，過往記憶跟現實容易搞混，任何小事都可能會踩到雷。」督導員反過來安慰家屬，照顧失智者的情緒最重要，要以豁達的態度學習從容和淡定。

每逢周末假日、重要節慶，金奶奶的兒子會帶著妻小回家探望雙親，金奶奶有時候會抱怨：「等那麼久才回來！」有時卻又面露狐疑，看著眼前「這群外人」到底來家裡幹嘛，腳步緊跟著老伴不放，爺爺耐心提醒：「這是兒子、媳婦跟孫子耶，他們專程回來看你，不是陌生人喔。」但金奶奶狀況時好時壞，難以控制，如果脾氣一上來，就開始一連串怒罵，讓家人大吃一驚。

奧斯卡最佳動畫片《腦筋急轉彎》描述小孩情緒像春天的天氣一樣難以捉摸，跟大腦杏仁核發育有關；失智者難以控制情緒亂生氣、愛罵人，則是因為額顳葉障礙，主要是腦部機能衰退，注意力下降，容易加以聯想。

聆聽居服員的分析後，家人試著找出金奶奶喜歡或討厭什麼，設法避開「生氣地雷」。若惹怒她了，被指著鼻子臭罵，就深吸一口氣告訴自己：「這些都是失智症狀，並不是針對個人，因為大腦功能損壞了啊！」

找出失智者喜好 轉移注意力

遇到新冠疫情，請居服員來家中幫忙的項目改成陪伴散步，偶爾推輪椅出門到公園走走，金奶奶覺得走路復健方式很無聊，後來看到居服員便直接拒絕外出。「我不想出門啦，一直在公園繞來繞去真是浪費我的時間，要去你們自己去。」金奶奶直接下逐客令，爺爺在一旁緩頰也沒有用，只好降低陪同外出的頻率，居服員打圓場：「不出門也

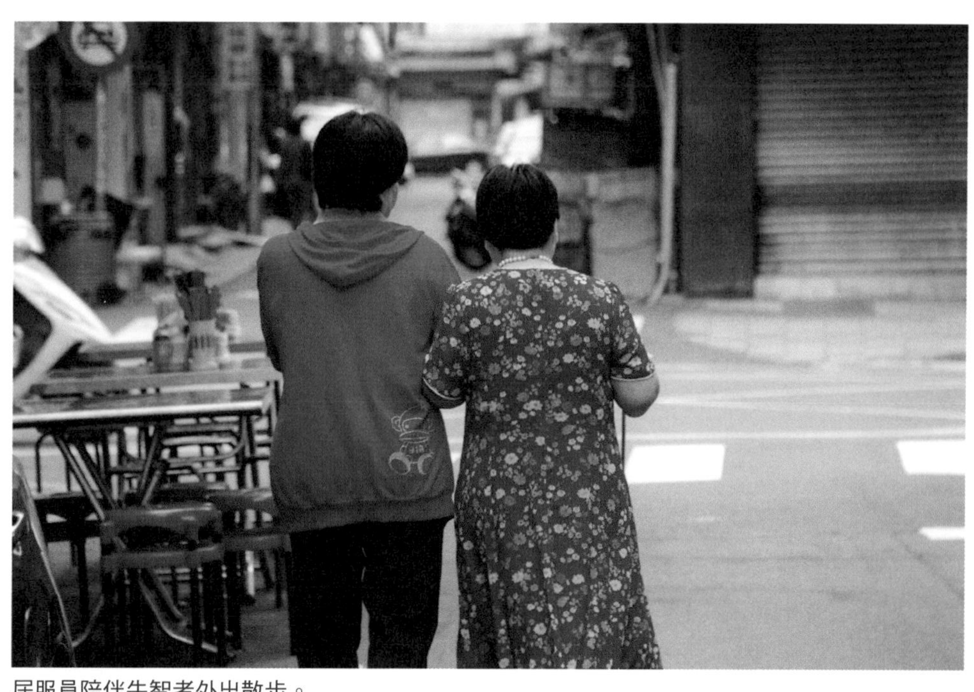

居服員陪伴失智者外出散步。

不用勉強，不然我們在家進行個人體適能，線上課程也很有趣。」家人嘗試安撫：「現在申請人力不易，家裡需要人手協助，你看爸爸快累壞了。」

居服員提醒，千萬不要跟失智者爭執，他們遺失了記憶，也有情緒上的困擾。安撫原則首先保持平和語氣，看失智者平常喜歡做什麼，引導唱歌、看電視等轉移注意力，耐著性子聆聽或分析事情的好壞。「你是不是腳痛？我幫你看看是什麼問題。」「今天天氣很好，公園的花一定開得很漂亮。」「奶奶，多曬太陽可以補充維生素D，骨頭勇健耶。」失智者是需要鼓勵的，照護多一點愛心、耐心、同理心，再加上理解與包容，減緩失智者的不安與負面感受。

QA 解密

解密專家：
林佩樺

Q：失智者拒絕居家服務員來家中怎麼辦，照顧者快累壞了！

A：先請居服員到家中訪視，觀察與失智者的互動情形，同時溝通服務細節，掌握失智者症狀、了解過去生活經驗，可讓協助照顧家人的過程更順利。

- 耐心傾聽，讓失智者述説拒絕居服員照顧的原因，抽絲剝繭找出問題，擬定具體的對應方案。
- 適度給予一些安慰，例如「生氣對身體不好，我會捨不得」，表達出子女的關心。
- 碰上失智者言語暴力或行為具有威脅性，可先離開現場，讓失智者緩和情緒。
- 打出悲情牌，「你讓居服員來家裡幫忙嘛，照顧你的爸爸身體快不行了！」説明多個人手的好處。
- 失智者有妄想症狀，千萬別與其爭辯，慢慢引導找回現實感，另要調整飲食、睡眠，可適時以藥物治療妄想現象。

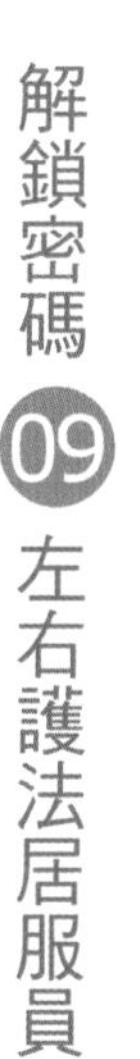

解鎖密碼09 左右護法居服員

失智來亂！亂花錢、亂買藥、亂罵人

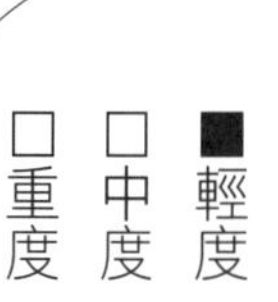

失智者病程：

■輕度

□中度

□重度

「今天也太熱了吧！」「早上買的燒餅油條這麼乾，老闆還好意思出來賣！」「隔壁電視開那麼大聲幹嘛，吵得我不能睡覺。」走近潘奶奶家門口，就聽到她一連串抱怨聲，居服員深吸一口氣，心中沙盤推演著進門後該如何見招拆招。

使用服務：

□老人服務中心

□失智社區服務據點

□社區整合型服務中心（A單位）

■居家服務

□日間照顧中心（日照中心）

□失智老人養護中心（住宿型機構）

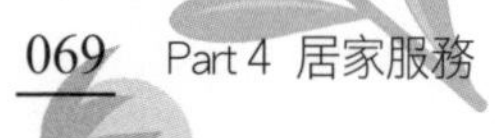

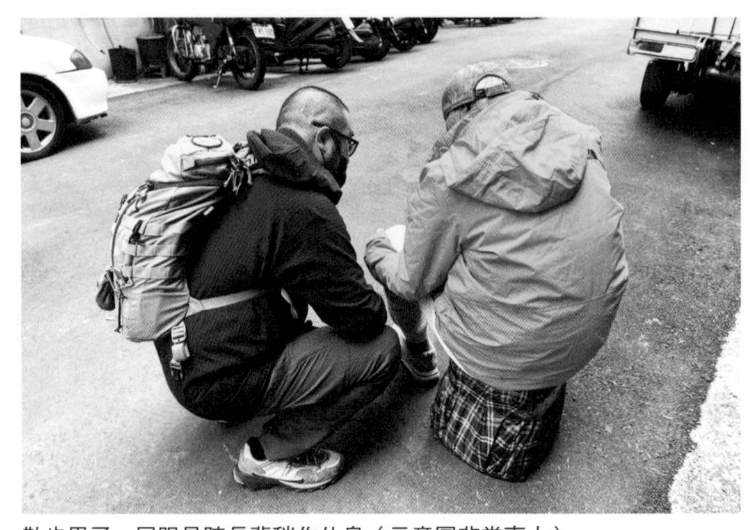

散步累了，居服員陪長輩稍作休息（示意圖非當事人）。

七十八歲的潘奶奶罹患失智症，每天罵聲連連，家屬都感到受不了，只能換個角度安慰自己：「能罵人表示她體力、說話功能都還不錯。」失智病程到最後，會惡化到失語階段，幾乎無法與外界應對。

潘奶奶屬於輕度認知功能障礙，並不影響日常生活功能，聽到家人跟醫師討論疾病延緩方式及照護，還會生氣碎念，不覺得自己失智，不僅念念有詞，也討厭被貼上「愛生氣」的標籤。

令家人困擾的是，潘奶奶養成亂買藥的習慣，最常使用電視購物訂購、囤積各種保健食品，過期的也捨不得丟，一袋一袋包起來放櫥櫃。家人提醒她：「你這樣亂買不行啦。」有時候講不聽，用手機查詢「用藥錯誤導致死亡」、「過期健康食品回收銷毀浪費資源」的新聞道德勸說，希望戒除奶奶囤積習慣。

畫清服務界線 不經手失智者財務

長照居家服務項目中，潘奶奶常申請陪同外出、幫忙買東西。多次採買的經驗累積加上專業素養，居服員絕對不主動拿錢付費，而是請店家算好錢之後，讓潘奶奶自己掏腰包。「畫清服務界線很重要，我們是協助失智者生活大小事，經手財務非常敏感，有些失智者在思緒混亂時，會以為被偷或被搶。」居服員分享，老人家對錢的觀念根深蒂固，容易對錢有不安全感，盡量避免碰他們的錢財，引起不必要的爭執誤會。

會畫清界線的另個原因，是潘奶奶的脾氣難以捉摸，隨時可能踩到情緒地雷，已經讓好幾位居服員打退堂鼓，團隊討論採取「你說我做」的方式，保持相互尊重。有別於默默接受雇主的要求，跟潘奶奶相處要反映事情對錯，以及內心的感受。

有一回，居服員陪同外出購物，潘奶奶的腦袋像斷線般大喊：「為什麼帶我來這裡？」居服員立刻溫柔而堅定的回應：「是你說要來的！」立即回話阻斷彼此情緒擴大，也讓潘奶奶感受到威嚴，以及居服員像朋友的平等地位，不在對話中失去思路。

耐心勸導以柔克剛 吃軟不吃硬

照顧到了後來，督導員考量潘奶奶情緒反覆無常，會突然破口大罵，擔心居服員無法長期接受情緒高壓，決定派遣兩名居服員共案服務，分擔照顧頻率。有時陪伴出門買東西，潘奶奶走進同一家店、要買同一樣東西時，居服員會委婉提醒：「要買這樣東西嗎？家裡還有很多啊。」如果真的勸不聽，換個方式：「要不要買少一點呢？上次那一批沒吃完放到壞掉耶，很浪費錢。」聽到「錢」這個關鍵字，潘奶奶馬上停下付錢的動作，臉上雖隱有不甘，仍捨不得積蓄減少。

潘奶奶的個性非常急躁，可能跟年輕時擔任票務主管有關，需要精準掌控時間，若沒有馬上達成她的指令，就會大聲斥責。多次相處，居服員找到緩和她情緒的方式，「我下次會注意，你可以不要這麼大聲嗎？」降低音量以柔克剛，溫和而有力的言語，反而讓潘奶奶回不上話，自然就不再繼續責罵。為了降低被罵的頻率，居服員學會察言觀色，另詢問家屬奶奶過去的生活背景，了解其生氣原因，將能量轉為自我激勵的挑戰。

失智者會重複說同一件事情、不斷做同樣的事，潘奶奶的重複購買行為被多次勸說後，已有明顯改善。罵人情況依舊，但居服員已經可以摸清她生氣的點，耐著性子開導。有時候服務時間快到了，奶奶還會主動詢問：「他們怎麼還沒來啊？」家屬明顯感受到有居服員陪伴後，漸進式的改變。有別於初期潘奶奶把居服員當外籍勞工使喚的高傲態度，後來已培養出默契相伴的革命情感，居服員的價值不只是服務，更有助於延緩失智者的惡化進程。

QA 解密

解密專家：
黃伊蔓

Q：如何與失智者畫清服務界線，避免服務過程引起紛爭？

A：失智者有時情緒反覆，會突然生氣暴怒，照顧者要堅定立場，日常規範不要輕易妥協。

- 可以共同討論生活作息，讓失智者發表意見，嚴格執行日常規範。
- 失智者介意的事物不要亂碰，如錢財、懷舊物，避免產生被害妄想。
- 做錯事情要溫柔而堅定地制止，並運用對方可接受的詞彙告知錯誤的點，因為輕度失智者仍有知其對錯的能力。
- 談話時，多給予時間思考與回答，互相尊重不要一味批評反擊。
- 累積照顧者的專業，包括技能、證書等，取得對方的認同。

關鍵補腦 **奧賽羅症候群**

因過度敏感且多疑，老是懷疑另一半出軌，產生伴侶不忠的精神症狀，是「忌妒妄想」的一種。莎士比亞曾寫過主角懷疑妻子不貞而將其殺害的故事，男主角名為奧賽羅，所以醫界以此為名。這種認知偏誤除了多給予陪伴，失智者情緒波動較大時，可諮詢醫師服用抗精神病藥物。

解鎖密碼 10 居家環境全面改裝

失智者病程：
■輕度
□中度
□重度

大吃肥皂、牛飲醬油 家人驚魂記

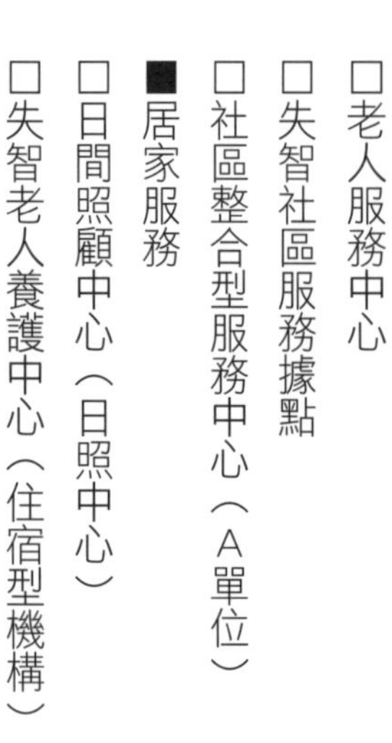

使用服務：
□老人服務中心
□失智社區服務據點
□社區整合型服務中心（A單位）
■居家服務
□日間照顧中心（日照中心）
□失智老人養護中心（住宿型機構）

「媽，你怎麼又亂吃東西了，肥皂是用來洗手的，不是食物啊！」兒子看到母親嘴角冒泡的不對勁模樣，連忙將母親口中的肥皂挖出來，用水清洗後，引導喝水和牛奶來稀釋，這已經是第N次家中上演「搶救肥皂大作戰」的戲碼。

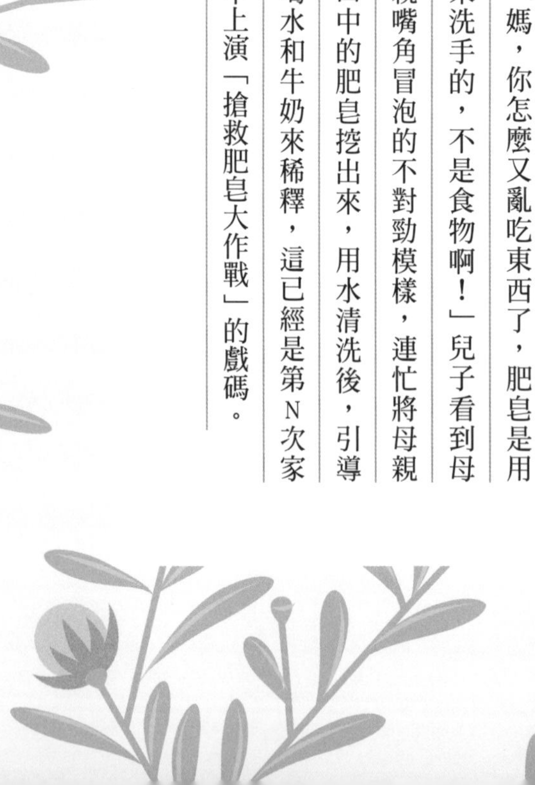

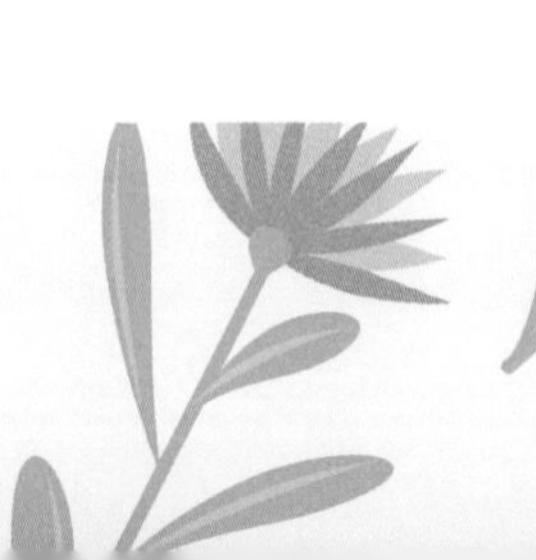

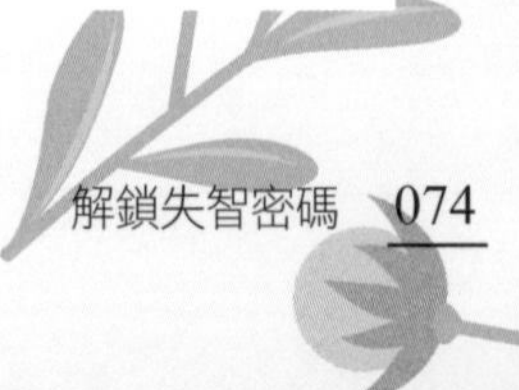

八十二歲的蔡婆婆年事已高，身子骨卻仍十分硬朗，儘管罹患失智症，輕度認知功能障礙並不影響日常生活功能，只是「異食」行為十分困擾家屬。像重複吃肥皂的行為，家屬無奈地說，雖然家中肥皂的成分純天然，但也不是食品級，大量吃下肚會出現嘔吐和腹瀉症狀；蔡婆婆還曾經吃紙巾、菜瓜布、包裝袋，嚇壞全家人，只好把各種小物件都放進收納櫃，以免蔡婆婆看到，又激起吃進嘴裡的衝動。

為什麼失智者會吃食物以外的東西？因為大腦功能異常，影響到認知功能，看到各種物品可能都會當成食物，往嘴裡塞，或是不知如何拆封，直接啃包裝紙袋。蔡婆婆除了亂吃，還會亂煮，她當了數十年的家庭主婦，喜歡下廚，失智後仍會做菜，但把清潔劑、洗碗精當成醬油、烏醋、米酒，常常抓到什麼就往鍋裡倒，一整鍋食物變成了災難，冒著詭異的顏色和奇怪的氣味。

擔憂母親吃東西的安危，以及在廚房開火、關火引起事故，兒子請來木工團隊把廚具拆掉。早餐簡單處理牛奶麥片加電鍋蒸饅頭，午晚餐改成外食，幾乎都是從巷口的自助餐店買回來，家裡不再有瓦斯爐設備。

亂吃藥傷腦筋 祭出藥物收納盒

蔡婆婆的異食行為還包括「亂喝」，好幾次拿起醬油直接灌飲，身體攝取過高的鈉。「我媽媽很愛喝水，她常說一天要喝足兩千毫升。」為了改善亂喝狀況，把瓶瓶罐罐的調味料全部清掉，廚房水龍頭也改裝濾水器，「至少我們不用再擔心飲水問題。」

蔡婆婆有常見的老人慢性疾病如高血壓、心臟病、腎病變等，要服用很多藥物，看著一包包藥袋和五顏六色的藥丸，常搞不清楚到底吃過了沒，請居服員來協助服藥，避免重複用藥、忘記服藥、未按醫囑服藥。居服員分享服藥技巧：使用藥物收納盒，可以做好分類管理和提醒，觀察到蔡婆婆的重複用藥問題以及「多吃保佑健康」的錯誤觀念，建議家屬購買劑量較輕的保健食品，即使多吃也不會有太大的身體傷害。

兒子申請了另一項「陪同外出」服務，早上家屬將蔡婆婆送到日間照顧中心，傍晚再由居服員協助接回家。蔡婆婆的定向感不好，看到巷子就想要轉彎進去，總要想盡辦法哄騙繞回來，短短的回家路程折騰了好多時間。

後來改為先下手為強！每當前方出現彎道巷弄，居服員就想辦法轉移注意力，「婆婆你看前面那家店，招牌上面的字好像換了耶。」「我們去看看雜貨店有沒有進新商品。」迅速通過巷子的誘惑，不讓蔡婆婆有分心的機會。

認不得鏡中的自己 居服員適時安撫

回到家，蔡婆婆進電梯總是特別緊張，不敢正眼瞧電梯裡的鏡子，「她為什麼一直盯著我看？」婆婆認不得鏡中的自己，囁囁嚅嚅碎念，不知所措。居服員安撫說，有其他人一起搭電梯，對方沒有惡意，打個招呼沒關係，她這才勉強擠出笑容。

偶爾在日間活動流汗，家屬增加洗澡項目，依蔡婆婆愛漂亮的個性，先帶她打開衣櫥挑選喜愛的衣服，邊看邊提醒等下該洗澡了，慢慢誘導進浴室，沐浴過程比較不會產生抗拒。

蔡家還有一位失能臥床的老父，本著「孝親敬長，為子之本然」的想法，兒子與妻子擔起沉重的照顧壓力，希望雙親能在家安心終老。自從母親出現失智症狀，為保護安全和防止走失，家裡加裝防護軟墊、改變地板顏色、拆除牆面增加寬敞空間，廚房所有危險器具全部收起來，另外裝了一道門鎖，預防媽媽擅自出門失蹤。兒子照顧雙親無微不至，善用資源找到平衡生活的照顧模式，讓失智者在熟悉的環境頤養天年。

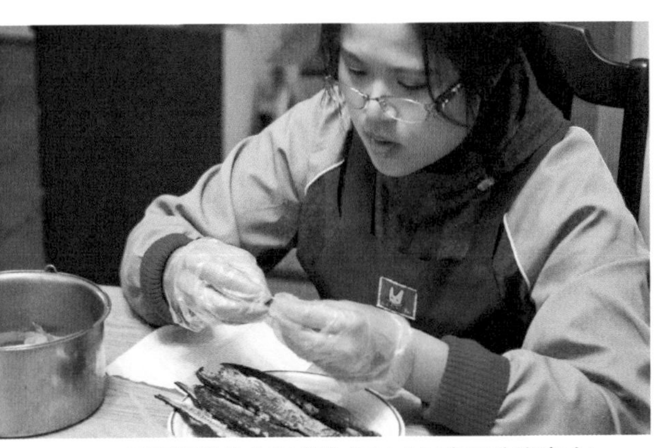

居服員協助失智者挑魚刺（示意圖非當事人）。

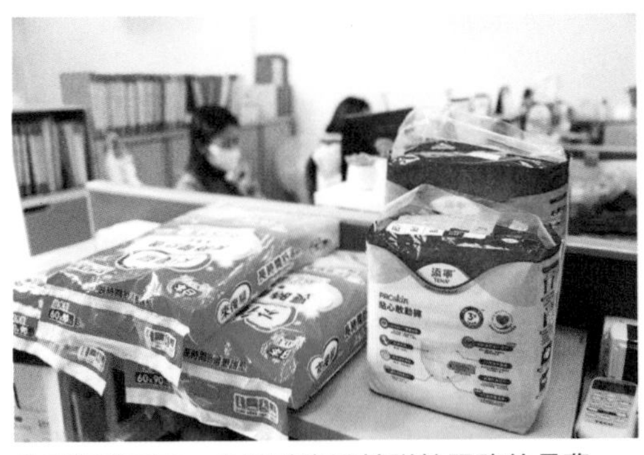

收到捐贈尿布，也將該資源轉贈給服務的長輩。

QA 解密

解密專家：
鄒嘉紋　天主教失智老人基金會
　　　　新北市居家服務督導員

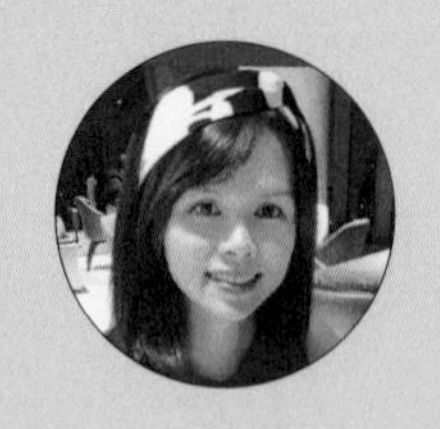

Q：如何預防失智者走失？家裡一定要多加裝門鎖嗎

A：每當看到失智者失蹤的新聞，總讓照顧者提心吊膽，預防勝於協尋，可善用科技產品防走失。

- 增加敦親睦鄰互動，讓街坊鄰居及商家了解家人現況，若遇到失智者，可協助告知。
- 定期更新失智者的照片、外型特徵，若不小心走失，詳細資料有助於警方和協尋單位找人；到警局進行指紋按捺和建檔，加速協尋速度。
- 申請配戴愛心手鍊，由中華民國老人福利推動聯盟所推行的預防走失輔具，推行至今的尋獲率高達99.9%。
- 建議可以使用衛星定位器（GPS），透過手機App查看失智者的位置所在，有些定位器具備緊急求援功能。
- 改變大門的動線、降低大門的辨識度，或是增加家門進出難度，防止失智者在第一時間開門就往外走。

關鍵補腦

失智者可以關在家裡嗎

失智者一直想出門，如果把大門反鎖，卻無法降低躁動症狀，可能會把窗戶當成大門而發生墜樓意外。建議改善大門口動線，例如沙發不要正對著大門、在門上掛幅畫轉移注意力、在門前放櫃子增加繞道；另外，室內安排遊走空間，讓失智者發洩精力。

解鎖密碼 11 吃飯如廁耐心訓練

媽媽照顧中風女兒 自己卻失智了

當照顧者變成被照顧者，角色的轉換讓人難以接受！尤其是照顧女兒的母親，擔心孩子的未來怎麼辦，也擔憂自己的人生會褪成一片黑白，原本擁有的生活知識和技能，全都漸漸遺忘與消失，從頭學起又是艱鉅的挑戰……

使用服務：
□老人服務中心
□失智社區服務據點
■社區整合型服務中心（A單位）
■居家服務
□日間照顧中心（日照中心）
□失智老人養護中心（住宿型機構）

失智者病程：
□輕度
■中度
□重度

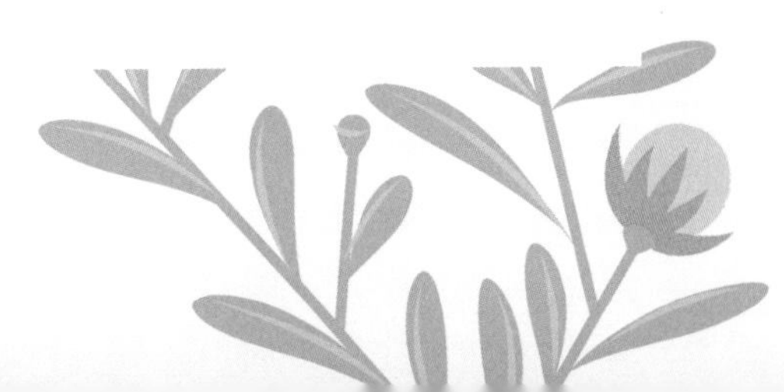
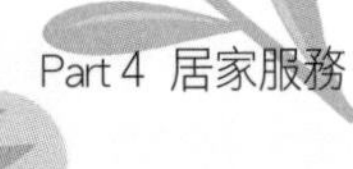
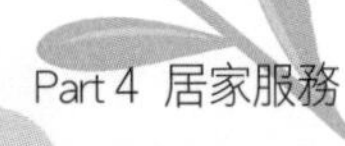

「請問神經內科門診怎麼走？我找了好久，之前都走得很順，位置有換過嗎？」許阿姨在醫院繞了好久，終於忍不住向志工求救，已經熟到不能再熟的路線，竟然迷失了方向。一旁的社工師發現不對勁，婉轉提醒她看診檢查，本來以為沒什麼大不了，不就是老人家常犯的健忘毛病嗎？經過幾次檢查評估，醫師告知可能是失智症，腦部的電腦斷層攝影結果出來，確診是阿茲海默症。

六十八歲的許阿姨身世坎坷，獨自拉拔女兒長大，好不容易熬到退休，女兒卻因過勞中風，展開辛苦的復健之路。許阿姨擔起照顧責任，固定帶女兒回醫院接受職能治療與物理治療，督促女兒遵循醫囑按時用藥，三不五時要起身活動筋骨，預防永久性的肌肉萎縮。

許阿姨照顧女兒，承受很大的身體和心理壓力，讓自己也出了狀況，出現健忘、迷路、判斷力變差，好幾次混淆回診的時間地點。

鬱鬱寡歡導致病程急速惡化

自從診斷出罹病，許阿姨鬱鬱寡歡，心頭彷彿被千斤巨石壓著，百般煩惱，「我該怎麼辦？女兒誰來照顧？」身兼照顧者與被照顧者的角色，依然要面對生活的種種挑戰，一時之間無法適應，無止境的煩惱和疲倦感，讓她有如墜入黑洞般。憂鬱襲入身心，她向友人傾訴，但沒有人可以伸出援手，久了開始喃喃自語，病程急速惡化，從輕度至中度不到幾年時間。吃飯、如廁、洗澡、穿脫衣服漸漸無法自理，只能請居服員到家中提供照顧上的協助。

母愛力量大！女兒一步步走得穩健，終於恢復大半功能，雖然無法回到健步如飛，但也成功擺脫輪椅代步。反過來，母女交換照顧責任，也有居服員

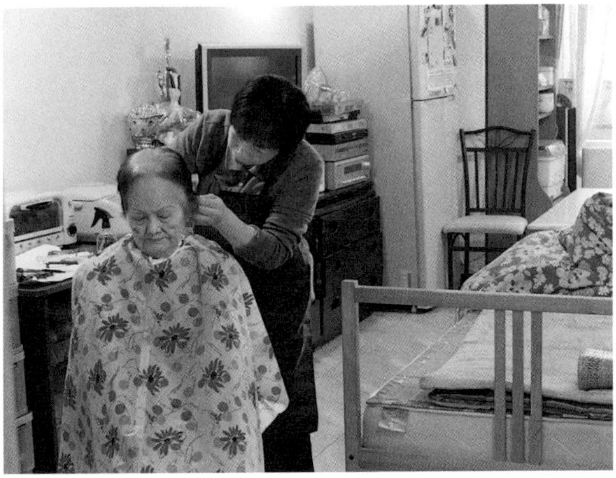

居服員也會發揮所長協助個案剪頭髮。

前來協助照護。許阿姨因病程發展快，光是上廁所就訓練了好久。

居服員說：「要帶失智者上廁所，言語、肢體動作都無法讓對方理解時，嘗試先碰觸身體，抓住雙手，順勢讓失智者站起來走到洗手間，幾次後，就能知道這組動作的意思。」失智者的認知能力下降，居服員想辦法建立有效的溝通方式，很多狀況可以訓練解決，避免失智者情緒不穩，對居服員發脾氣。

許阿姨久坐會忘記如廁，如果不定時帶去上廁所，會失禁、塗抹排泄物，把家裡弄得臭氣沖天。由於失智症導致記憶力與情緒狀態時好時壞，狀況好時許阿姨也會自責羞愧，「等一下女兒回來看到，真的好丟臉！」居服員相處下來，已知道要養成在固定時間讓許阿姨

解便、解尿。

愛吃亂吃、忘記吃過 轉為吞嚥障礙

居服員也提醒女兒記錄每天的食物，三餐定時定量，且在固定位置用餐，確保不會被電視或背景吵雜聲中斷，有助於穩定心情。菜色不用太複雜，以營養簡單為主，家人可以陪伴一起吃飯，引導使用餐具將食物送進嘴裡，過程確保食物順利吞下。

失智症中後期，可能忘記吃飯，時間到了卻不餓或不想吃，或只吃一點簡單的食物；失智者因味覺衰退、判斷力下降，可能吃進過期或腐壞的食物也不自覺。許阿姨有一段時間明顯增胖，因為忘了已經吃過飯而重複進食，不斷吵著要東西吃，居服員指著時鐘提醒：「剛剛已經吃過午餐了，等一下可以吃水果點心，但是正餐要等到晚上喔。」順勢在作息表的午餐欄位表打勾，讓她知道現在的時程是運動時間，準備要上線參與健康促進課程。

過了愛吃、亂吃、忘記吃過的階段，許阿姨發生吞嚥障礙，咀嚼老半天，食物還殘留口中，食慾也變得不穩定。居服員分享曾有一回協助進食但許阿姨卻睡著的經驗，「阿姨眼神渙散，叫她都沒反應，才發現是累到昏睡過去。」失智者的飲食習慣會改變，可以從體重增減看出端倪，如果備餐有困難，可以請教營養師訂定飲食計畫；如果是吞嚥困難，則請語言治療師幫失智者評估、訓練吞嚥功能，保持由口進食的能力。

QA 解密

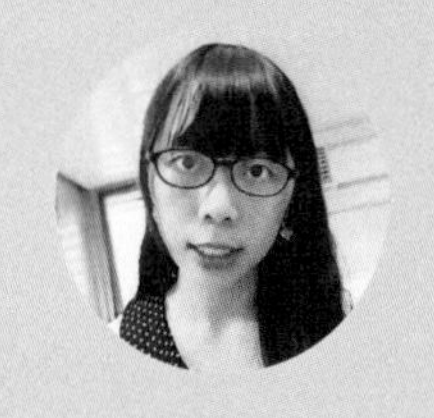

解密專家：
林佩璇　天主教失智老人基金會
新北市居家服務督導員

Q：為什麼失智者喜歡玩排泄物？照顧者該怎麼辦？

A：隨著病程惡化，基本如廁技能也會忘記而發生失禁，因為認知能力下降，不知道排泄物是什麼而亂抓，弄得雙手都是排泄物。失智者可能不知道怎麼清理，起身時便塗抹在其他物品或身上。

- 記錄如廁時間，固定帶去上廁所，降低失禁發生率。有些失智者會忘記廁所在哪裡，只能隨地大小便，家中可做好明顯的指示標誌。
- 提醒如廁順序及衛生紙的用法，可先在門外口頭提醒，若情況吳改善，再進浴室引導失智者如廁動作。
- 尊重隱私和自尊心，如果已經弄髒了，用溫和語氣提醒更換衣物，等等要出門聚會，先換上好看的衣服。
- 隨時保持衣物乾淨並給予稱讚。
- 平常要養成適當運動、均衡營養，幫助正常排泄。另要細心觀察失智者想上廁所的行為，及時督促去上廁所。

關鍵補腦　吞嚥障礙

失智症進展到中期，常發生吞嚥困難，失智者起初可能會無法辨識食物，不知道要張開口吃，或是把食物含在口中數分鐘，卻沒有吞嚥動作。長期忽視會導致營養和水分吸收不良，體重減輕產生衰弱；若是吞嚥嗆咳，容易引發吸入性肺炎，導致發炎感染。

Part 5
日間照顧中心
（日照中心）

服務內容包括日常生活服務、文康娛樂休閒、旅遊活動、健康促進及諮詢、護理服務、服藥管理、物理及職能服務、營養諮詢、家屬諮詢及教育服務、設通訊軟體與家屬溝通互動、每周記錄長者生活作息概況於聯絡簿供參。其它服務還有，交通車定點接送、晚餐、沐浴。

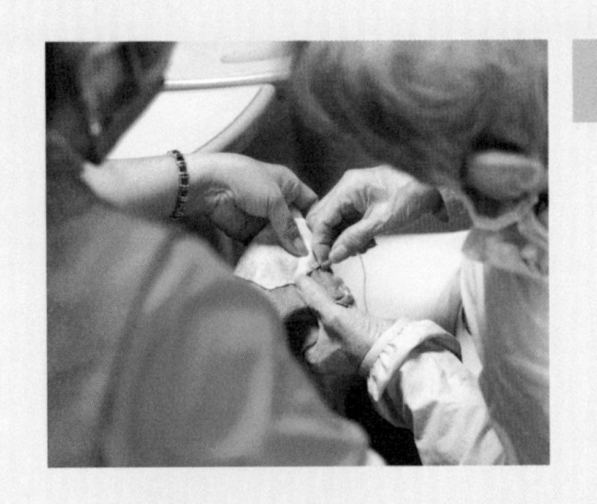

聖若瑟失智老人日間照顧中心

2002年3月5日開始日間照顧服務，專門為失智者提供一個安全、舒適、人性化及溫馨的大家庭。

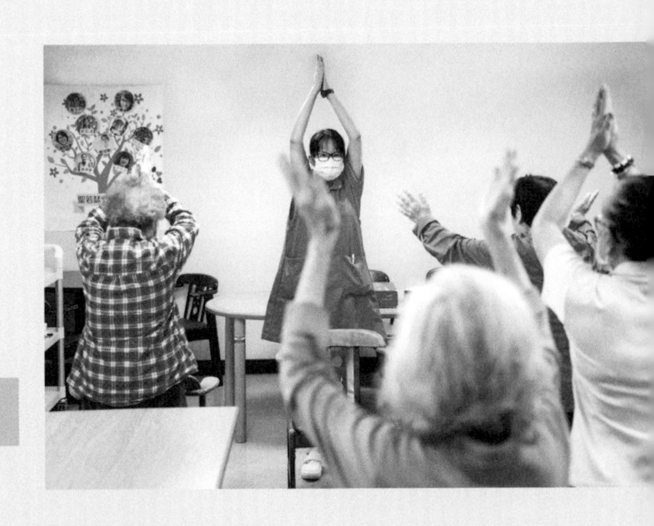

聖若瑟失智老人日間照顧中心

日照中心環境設備皆針對失智者之特殊照顧需求為前提考量設計。

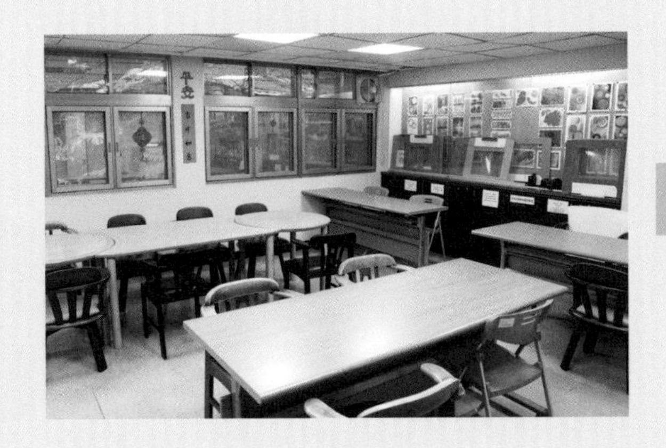

聖若瑟失智老人日間照顧中心

日照中心提供身心靈平穩安適的高品質照護，讓失智者晚年更添愉悅色彩。

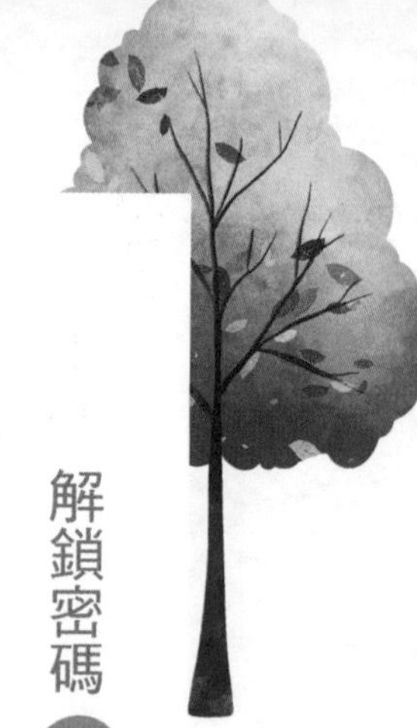
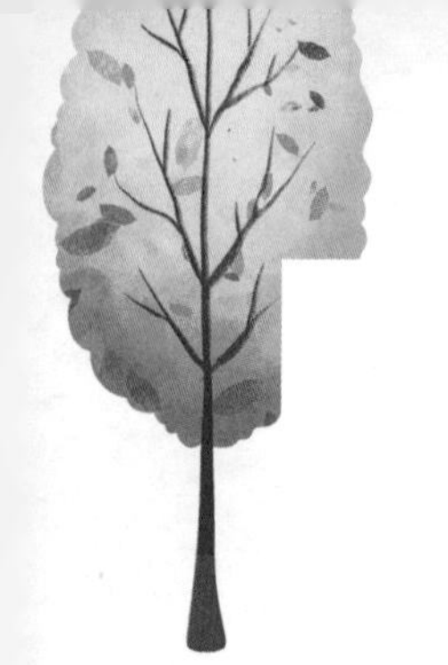

解鎖密碼 12 只要漂亮不要胖

囤物症＋購物狂 憂鬱症患者失智了

使用服務：

□老人服務中心
□失智社區服務據點
□社區整合型服務中心（A單位）
□居家服務
■日間照顧中心（日照中心）
□失智老人養護中心（住宿型機構）

失智者病程：

■輕度
■中度
□重度

離婚加上母親過世的雙重打擊，六十八歲的鄭阿姨得了憂鬱症，長達一年足不出戶，整天心情低落，不想動、不想說話，變得很沒有元氣。家人帶到醫院看診，才慢慢穩定情緒，但也發現罹患失智……

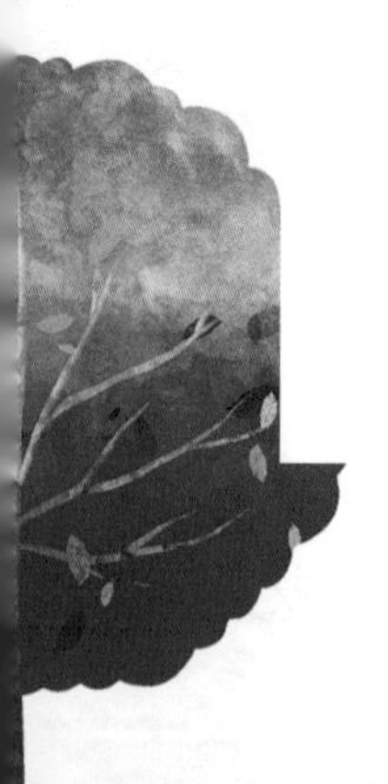
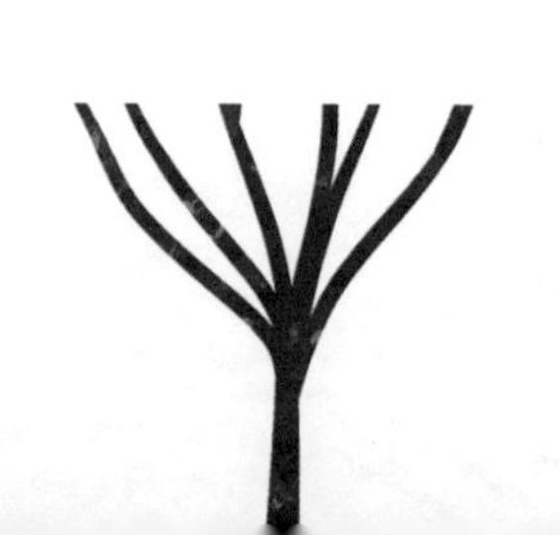
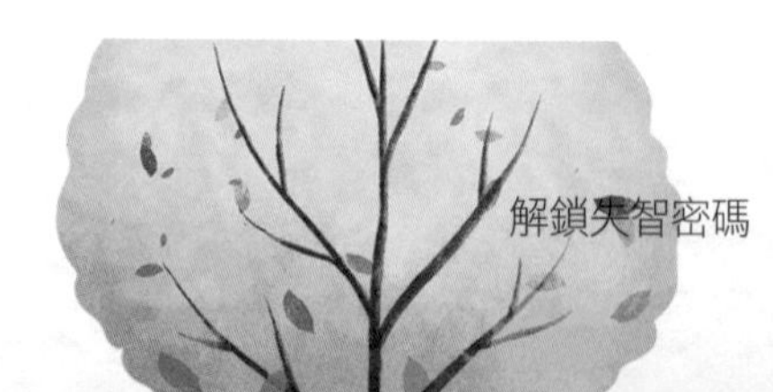

「跟你說，那個女人一直管我的錢，故意不讓我買東西，出門也限制一大堆事情，我實在受不了！」鄭阿姨口中的「那個女人」其實是自己的妹妹。

鄭阿姨因為失智症的認知功能失調，不斷重複買同樣的東西，妹妹就會干涉不讓她買，引發姊妹爭執，「我要買這個，為什麼不讓我買！」最後妹妹拗不過強勢的姊姊，只能無奈付款，但她私下表示，經濟壓力大，也心疼姊姊生病了，只能試著去理解疾病帶來的改變，努力實踐精神科醫師所說的：最好的幫助就是陪伴與關愛。

鄭阿姨與妹妹住在萬華，平常搭公車或走路到日照中心，但每回出門總是大陣仗，鄭阿姨脖子、手上戴滿飾品，背了好幾個包包，衣服兩邊口袋都塞得滿滿，簡直快要爆開！日照中心的同仁非常好奇，幾乎每天都一樣的行頭，忍不住問道：「阿姨，你背這麼多東西不重嗎？能不能讓我們看看，如果不需要用到的可以放在家裡，帶來帶去弄掉了很麻煩。」結果一看不得了，有喝過的飲料罐、吃過的雞排，感覺隨時會有蟑螂爬出來，難怪包包總是飄出異味。

出門一大包 耐心引導包包減量

詢問妹妹這些異常狀況，她說姊姊捨不得丟任何物品，家裡囤了更多雜物，如果善意勸導，只會惹來一頓責難，言語暴力辱罵。妹妹自從得知姊姊罹患失智症後，很認真去研究失智症的精神和行為改變，愈了解愈心疼。從剛開始的不諒解，漸漸地，能夠體諒姊姊內心充滿不安全感，因沒有病識感，完全無法控制自己的行為和語言。愛生氣、愛罵人也是因為大腦機能的問題，只要知道為何生氣，多避開就好了。

妹妹講不動「出門帶一大包」的狀況，只好求助日照同仁，拜託有機會多勸導，「有試總是有機會嘛。」照顧服務員與鄭阿姨培養信任關係後，耐心引導縮減包包的量，「阿姨，你手上戴的手環跟串珠都被大袋子擋住了，我們減量一些好嗎？這樣拍照不好看啦，很顯胖耶！」一聽到跟「胖」、「漂亮」有關外貌的字詞，鄭阿姨總算願意讓照服員整理物品，慢慢減少數量，袋子裡也不再出現用過的紙盒、塑膠袋，整個人看上去清爽不少。

傳授中國結技藝 心結慢慢解開

除了惱人的囤物症、重複購物，鄭阿姨失智後變得討厭洗澡，寧願讓自己髒臭、發出異味，也不願意清潔身體。妹妹勸說引導都沒用，參照書上所寫的：當失智者不想洗的時候，不妨改天再嘗試，千萬不要硬碰硬。妹妹偶爾趁著姊姊運動流汗的機會，順著愛美的個性說服「洗乾淨能招來好人緣」，若是效果不彰，只好帶去大姊家洗澡，搬出最敬重的人來，因鄭阿姨從小最聽大姊的話，不得已只好用這一招。

照服員分享技巧，在輕度失智時，就要維持洗澡習慣，否則病程到了中度，容易因認知功能衰退而對洗澡產生很大的情緒變化，包括攻擊傷害。鄭阿姨罹病後，仍固定回診看精神科，表現都很正向，但只要聽到「失智」就很敏感，以為在講自己的壞話。例如妹妹

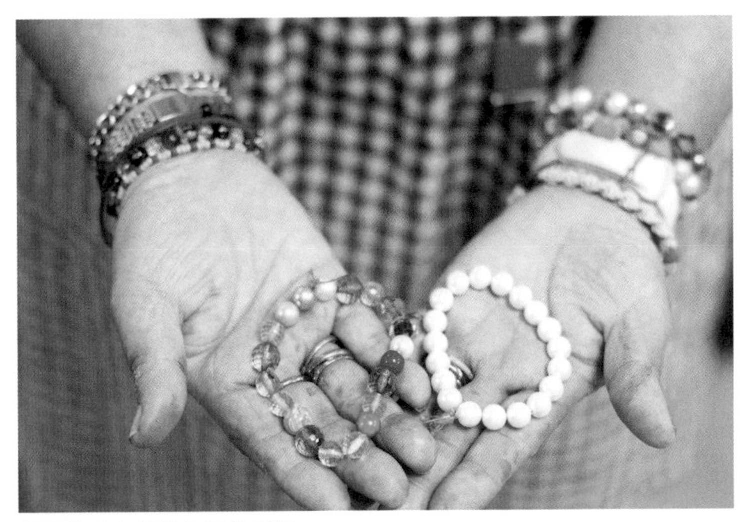
鄭阿姨手上都是自製的手鍊。

跟醫師提到去失智據點的狀況，直接暴怒：「你再說我就不去了！」因失婚而出現自卑，衍生憂鬱症、失智症，用生氣來迴避或掩飾真正的感覺。

「不要跟失智者認真。」照服員安慰妹妹，多看他們的優點，反應直接、不打壞心眼，只要抓住喜好，可能比一般人好相處得多。後來，妹妹鼓勵姊姊在日照中心傳授中國結技藝，「我姊姊曾經在西門町賣中國結飾品，現做現賣，吸引許多人駐足觀賞。」看她巧妙地把線在手中盤繞、編出優美結形，引來陣陣驚呼，聽到讚美，鄭阿姨心中的結也慢慢被解開，笑得像個孩子。在失智照護服務的支持下，發揮過往專長，帶動社區的活力。

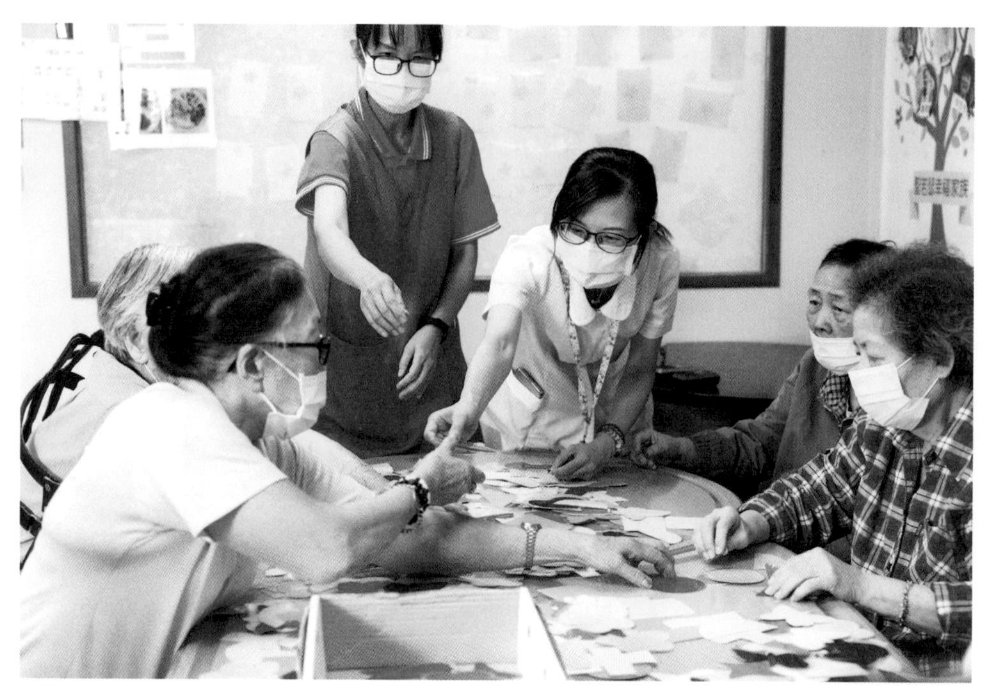

日照中心提供多種認知訓練。

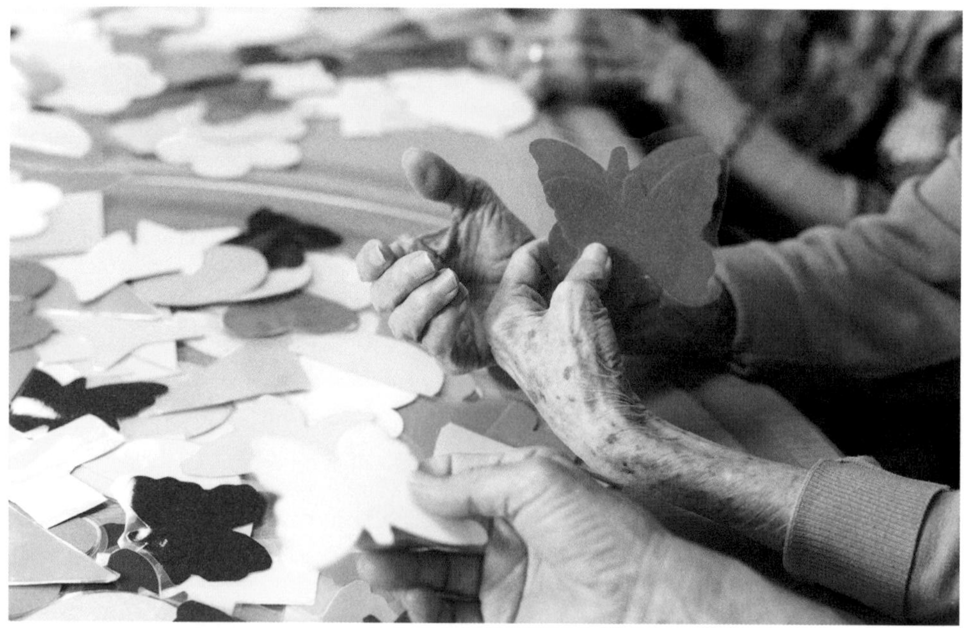

色彩配對遊戲訓練認知。

QA解密

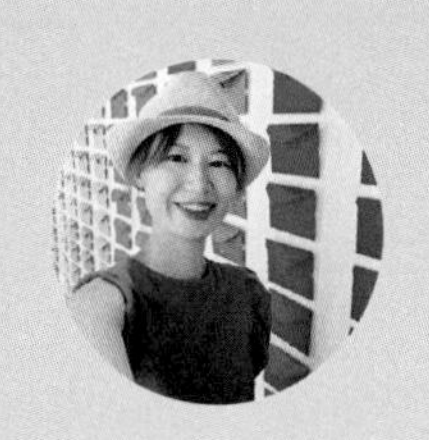

解密專家：
戴玟婷 聖若瑟日間照顧中心護理組長

Q：老年憂鬱與失智症有什麼不一樣？可以治癒嗎？

A：憂鬱症是失智症的前兆，又稱為「假性失智」，了解心情低落的原因並加以改善後，老年憂鬱可以逆轉；失智症是認知功能出現缺損，只能延緩惡化。先注意4重點：

- 當家人時常憂鬱、情緒起伏大，不要以為只是正常老化的「老番顛」，亂發脾氣。
- 出現重大壓力或生活轉變時，可能引發憂鬱症。中老年族群因退休、空巢期、親友離世、身體病痛等，對任何事情提不起勁。
- 老人憂鬱和失智症的症狀相似，差別在於「病識感」，老人憂鬱可以感覺到自己身心狀況不佳，失智症不承認自己有問題。
- 治療憂鬱症，可以服用抗憂鬱和抗焦慮藥物，把握黃金治療期有助於恢復身心狀況；罹患失智只能延緩病程。
- 除了注意情緒不佳，如果體重大幅變輕、不想進食、封閉社交等，都可能是憂鬱症狀。

關鍵補腦 非藥物治療

對於失智症的治療與照顧，醫師會適量給予精神藥物輔助異常行為，日常應透過「非藥物治療」以緩和情緒、訓練認知功能。治療內容多元，包含藝術、書法、園藝、唱歌、懷舊、運動等，可根據失智者的喜好與個性，甚至是過去技藝專長，加強認知功能。

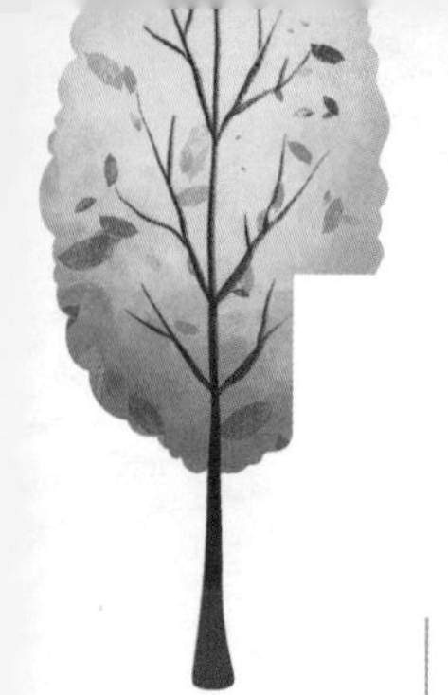
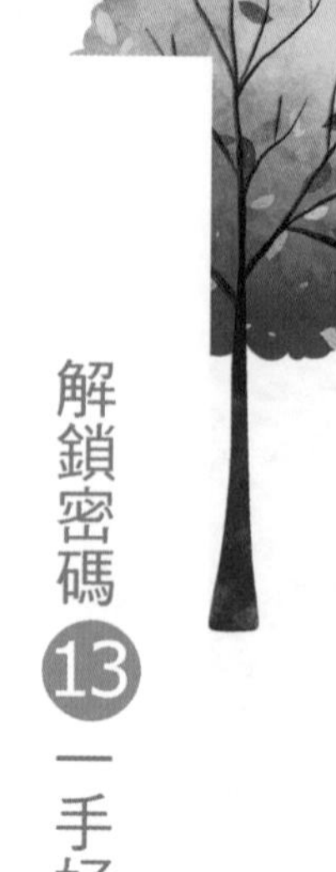

解鎖密碼13 一手好字找回自信

獨居奶奶失智 姊妹情深命運難料

七十多歲的林奶奶年輕時曾是粧佛工藝師，以神像雕刻為主，一雙巧手造就了典雅細膩的佛。然而上了年紀又獨居，患了失智症卻無人知曉，病程惡化速度快，即使受到命運的捉弄，她還是能寫出一手好字……

使用服務：
□老人服務中心
□失智社區服務據點
□社區整合型服務中心（A單位）
□居家服務
■日間照顧中心（日照中心）
■失智老人養護中心（住宿型機構）

失智者病程：
■輕度
■中度
□重度

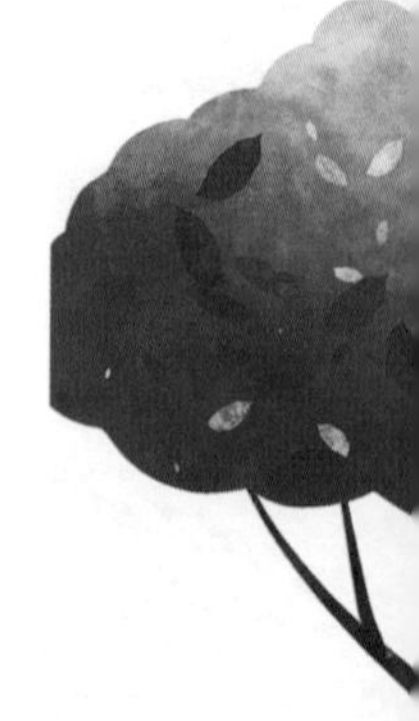
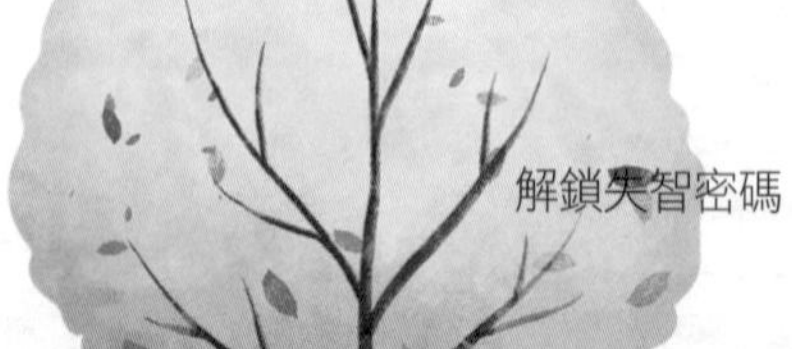
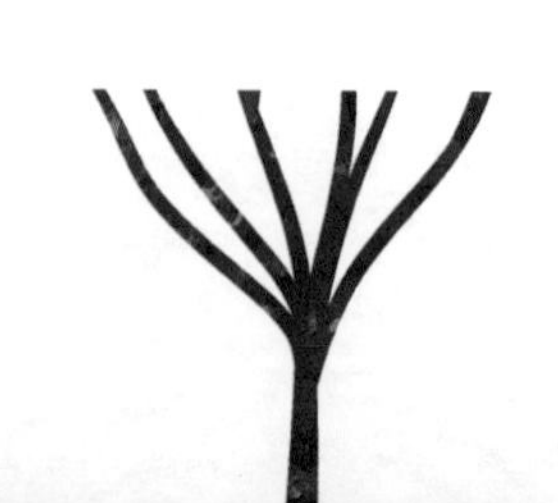

林奶奶平日獨居，很少與人來往，在社區裡遊走時，嘴巴不時碎念：「都是你們害我的！」「你們是不是想偷我的錢？「拜託不要再來煩我了！」讓社區居民紛紛走避。有一次罵聲太大，加上雙手揮舞動作，引來鄰里報警，將她五花大綁強制就醫。醫師檢查評估已患有中度失智，難怪情緒起伏變化非常大，這些症狀都因獨居而遭忽略，錯過黃金治療期。

確定罹患失智症，社會局聯絡林奶奶的妹妹林女士，她顧念手足之情，特地從南部北上陪伴，擔起照顧責任，無怨無悔地承受林奶奶各種情緒問題，包括家中雜亂的環境，物品四處囤積，無法順暢走動。「這個東西用不到了，捐給別人好嗎？」「這台電風扇都壞成這樣了，放著也只是占位置啊！」幾番勸說都得到姊姊回罵：「你懂什麼，這東西對我很重要，千萬不能動。」林奶奶有時甚至晚上不睡覺，堅守她的物品。林女士最後只能順著姊姊，白天多安排去日照中心參與活動，轉移撿東西的注意力。

妹妹先走一步 照服員接下照顧重責

林奶奶白天到日照中心，晚上接回家裡，持續了一年多，病程算是有控制住，不像未確診前無人照料，惡化速度快。有一天，林女士突然致電：「我今天不能去接姊姊！」然後人就聯絡不上，日照中心只好趕緊將林奶奶轉到養護中心。過了一段時間，林女士主動聯繫，原來她有心血管疾病，回南部就醫時，發生了小中風，她還不忘拜託機日照中心會依節日布置環境。

構：「姊姊要麻煩你們費心照顧了。」

林女士就醫期間，無法陪伴林奶奶，加上住宿環境換到養護中心，造成她經常躁動不安，有時突然罵人，偶爾又安靜不講話，在她耳邊說：「妹妹生病了，換我們來照顧你。」這句話似乎有安撫作用。沒想到林女士後來病況急轉直下，猝然離世。照服員告知林奶奶，妹妹離開人世了，原本她眼神渙散、表情冷淡，聽到噩耗的當下，彷彿理解了，臉部出現不自主的抽動，發出嗚嗚咽咽的聲音。這樣的情況持續了一陣子，照服員反覆安慰：「放心，你在這邊很安全。」她才漸漸恢復以往的活力，只是元氣耗損不少，部分生理功能退化，影響步態及行走能力。

築起防備高牆 美食讓她卸下心防

或許是曾遭遇被強制送醫的經驗，造成林奶奶心理有陰影，不信任人，防備心很強，只要是不熟悉的照服員接近，馬上築起高牆，「你不要碰我！」

隨著失智程度惡化，林奶奶出現失禁問題，只要大便在身上就很難處理，妹妹在世時會幫忙清潔。妹妹過世後，林奶奶轉由照服員負責照料日常大小事，但她堅持自己去廁所，又會混亂錯認而出現在馬桶洗手、洗褲子的行為，讓人困擾，而且一靠近想幫她，又會惹她生氣。

林奶奶平常習慣獨來獨往，人際溝通互動的能力較弱，容易有幻聽、自言自語，彷彿活在自己的世界裡，唯獨美食可以吸引注意力，遇到失禁問題尤其有效！「林奶奶趕快出來啦，有買你喜歡吃的餅乾，再慢一點就被吃完了喔。」「我們先換褲子好嗎？等一下帶你去吃火鍋。」聖若瑟日間照顧中心的戴玟婷護理組長分享，難以表達喜怒哀樂的失智者，一定要找出他們喜歡的事物，作為與他們溝通的橋樑，不然會一直困在負面思考中，或是與外界斷了聯繫，讓病情更糟。

林奶奶除了失禁，生活作息也不正常，偶爾會在機構裡遊走，又不喜歡別人觸碰身體，照服員一靠近就會大聲斥喝。戴玟婷說，林奶奶確診有失智症時已是中度，如果能早期發現、早期治療、建立規律生活作息，可以減緩退化的速度。

即使林奶奶患有失智，參與失智延緩課程時，機構同仁發現她的字很美，提筆時神情專注、嘴角微微上揚，表情有光。原來她曾是粧佛工藝師，製作神像的傳統技藝仍深印在她腦海，精細的雕工展現在手部動作，每次讚美她的字好漂亮，就能感受到她眼睛一亮，充滿喜悅。逢年過節，有機會就請林奶奶揮毫寫春聯，喚起舊日記憶，藉由專長展現自信，顯露出生命的光彩。

QA 解密

解密專家：
戴玫婷

Q：跟失智者說重要的事情有用嗎？該告知親人離開的事實嗎？

A：雖然失智者的認知障礙讓他們常處於精神混沌不明，但只要用心誠懇陳述事情，他們也能感受得到。有以下要點：

- 失智者的悲傷表達會受到疾病程度影響，中重度失智者可能已經不說話，但可以看出悲傷情緒。
- 失智者並非缺乏情感，看到熟悉事物也會不自主露出悲傷或開心的笑容。
- 善意的隱瞞親人過世只會延長痛苦，如果有不尋常的舉動，是因為很久沒見到熟悉的照顧者。
- 失智者詢問熟悉的親人在哪裡，請先理解背後真正的需求本質，不要馬上回答過世的事實。

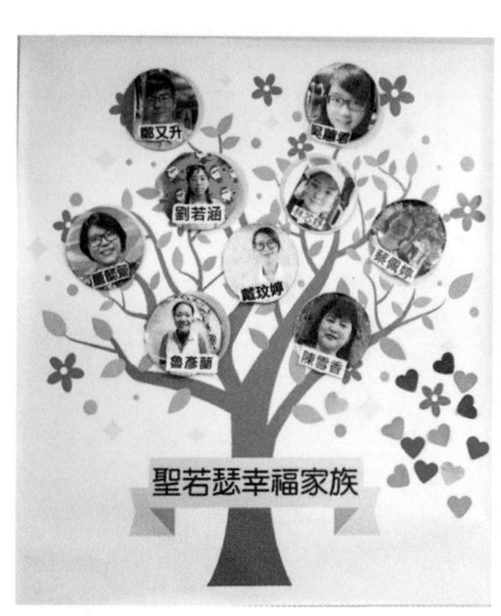

聖若瑟日間中心服務團隊。

Q：失智者對照顧者態度不佳怎麼辦？如何建立關係？

A：失智者面對陌生人難免情緒失控，照顧者需透過相處建立好關係，逐漸產生信任感及熟悉感。有以下要點：

- 不要把精力花在爭論事實上，順著對方、取得信任。
- 找出最令失智者感興趣的事物，作為轉移注意力的關鍵。
- 多了解失智者的經歷、興趣及專長，給予讚美讓對方多發揮專長。
- 溝通時保持眼睛平視失智者，面帶笑容重複介紹自己，失智者會內化成日常資訊。
- 保持適當的距離，避免給失智者壓迫感，容易適得其反。

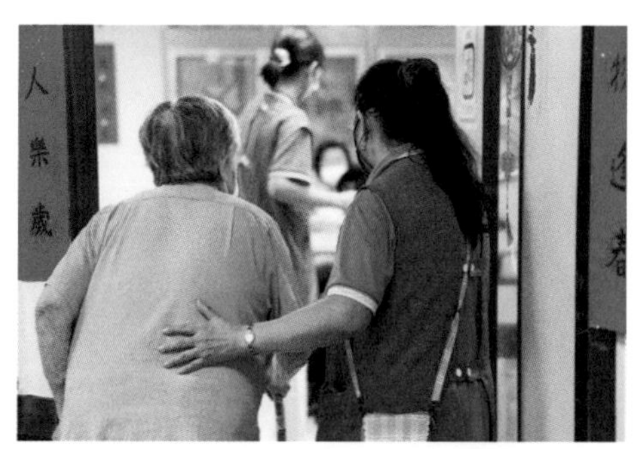

與失智者溝通需先取得信任（示意圖非當事人）。

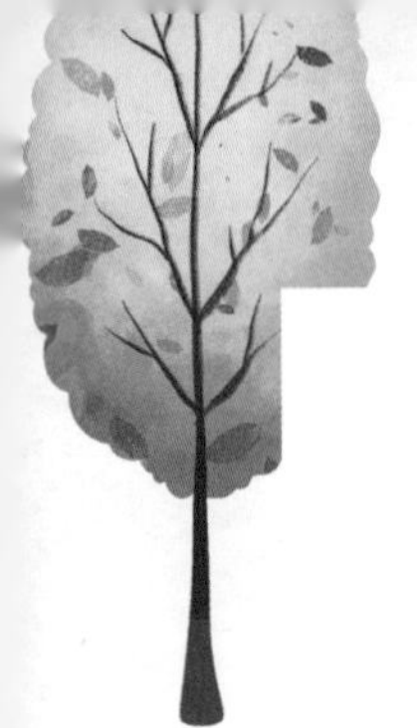

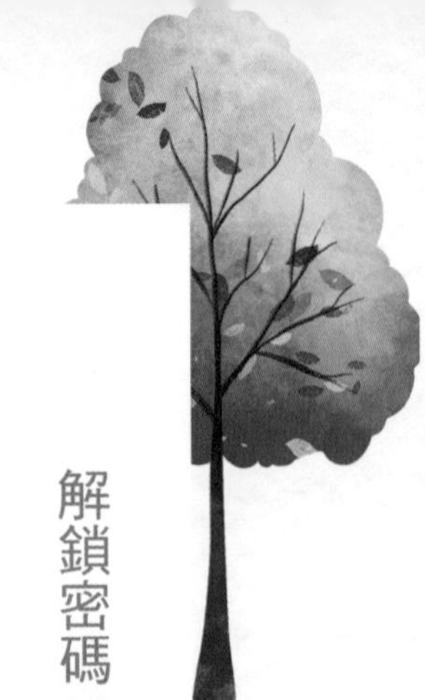

解鎖密碼 14 告狀＋親情牌

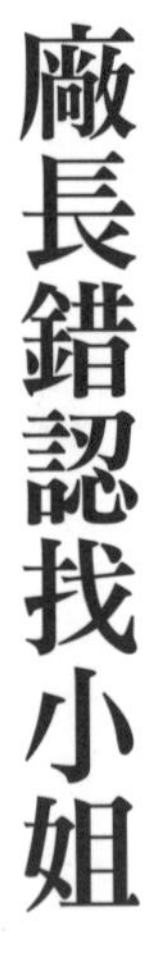

日照中心當酒家 廠長錯認找小姐

失智者病程：
■輕度
■中度
□重度

莊伯伯年輕時是紡織廠的廠長，打扮帥氣，經常因應酬出入聲色場所，晚年失智到日照中心上課，把護理師錯認為陪酒小姐而有肢體接觸，照顧者遇上這樣的失智者該怎麼應對？

使用服務：

□老人服務中心
□失智社區服務據點
□社區整合型服務中心（A單位）
□居家服務
■日間照顧中心（日照中心）
□失智老人養護中心（住宿型機構）

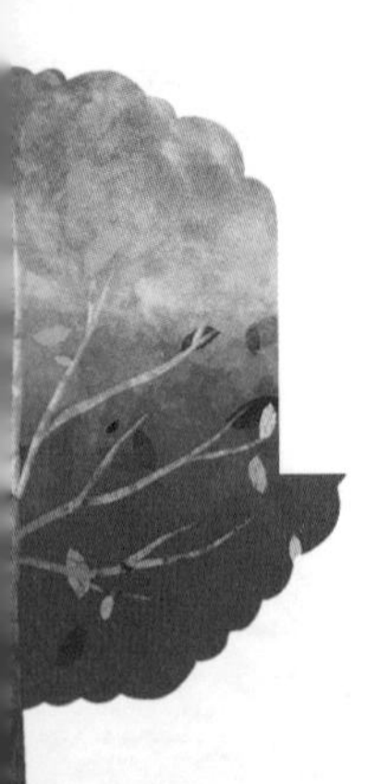

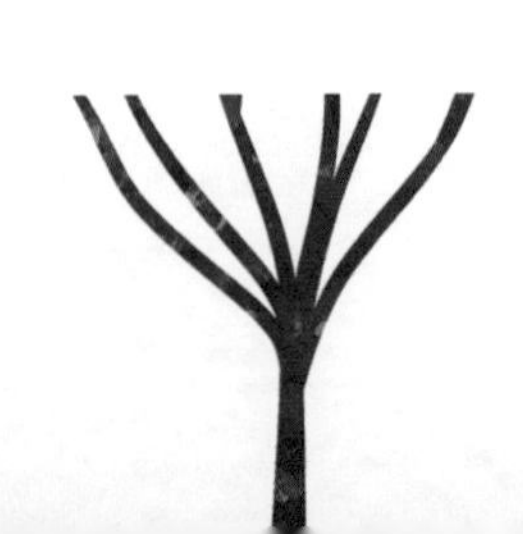

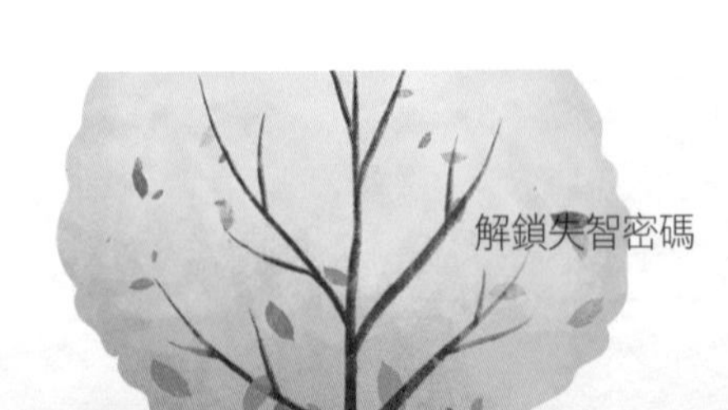

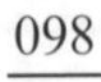

「謝謝你們，今天我爸爸又要再麻煩多照顧了。」莊伯伯的兒子莊先生鞠躬致謝，日復一日帶著七旬的父親來日照中心，幾乎沒有缺席過，因為他深知，「規律的生活作息」可以延緩失智病程。

一開始莊伯伯相當排斥，但兒子用「到日照中心上課，兒子下班來接你」的理由成功說服老父，加上課程內容多元化，確實讓父親展開笑顏，每天都很開心，甚至主動詢問：「要出發了嗎？」家屬正視失智症，善用日照資源減輕照護壓力，也讓自己有喘息空間。

時空錯亂 陷入過往記憶

莊伯伯曾擔任紡織廠的廠長，年輕時非常在意服裝儀容，生病後也不馬虎，由兒子幫忙打點黑皮鞋、紳士襪、西裝褲、POLO衫，這一身標準行頭打造莊伯伯個人風格。「伯伯，你今天還是一樣穿得好帥。」聽到日照中心人員的讚美，父子都一臉笑意，在門口道別時還彼此催促：快去上課！快去上班！

外表看起來很有氣勢的莊伯伯，上課專注，回應對答都切題合宜，很難想像已經罹患失智症多年。以前擔任廠長經常應酬，老了發生心肌梗塞，因腦缺血而造成「血管型失智症」，跟高血壓的病史有關。

雖然莊伯伯上課過程表現良好，但有時會時空錯亂，陷入以往交際應酬的記憶，把教室誤認為社交場合，錯認日照中心的工作人員是陪酒小姐，鬧了許多笑話。「伯伯，這位是護理師，你不可以隨便碰別人的身體！」莊伯伯的特殊行為是用肢體碰觸其他人，引起女性同仁的反感，紛紛委屈訴苦，甚至逃離。只要有新進同仁，一定告誡要有防備心，並技巧性向莊伯伯提醒「我是老師、我是護理師」，用身分轉移不當的欲念，或是用「分散注意力」的方式處理，避免一直聚焦不適當的騷擾行為。

「我母親很早就過世了，爸爸可能在這方面沒有被滿足，如果他有騷擾行為，請你們一定要大聲喝止。」兒子很不好意思地請求體諒，面對失控行為像不定時炸彈的失智者，家屬認為直接制止是最好的方法，但是同仁警告了幾次都無效，有時候改用恐嚇的方式，稍微有點作用。

遇上毛手毛腳 先防備再嚴正制止

後來盡量改由男性同仁服務，避免莊伯伯有機可乘，不過照顧員男女比例懸殊，難免還是會需要女性同仁協助，大家相互提醒：若遇到騷擾當下，只能靠自己，以保護安全為第一優先，千萬不要恥於開口，可嚴正呼叫他的全名，喚醒失智者的現實感。跟失智者相處，沒有一定的準則，只能視情況隨機應變，有時錯誤行為應該立刻糾正，否則他只會一直陷在混亂的思緒中，想像情境無限擴大，掉入巨大漩渦中，最後跟現實生活搞混。

「莊伯伯，你這樣亂摸我，如果讓你的兒子、女兒知道，他們會很難過喔！」護理師語氣嚴厲，莊伯伯聽完後，像是突然醒過來，連忙拜託：「求你不要告訴我的家人！」表情就像做錯事的小孩，讓人於心不忍。接下來幾天，莊伯伯不敢再有任何造次，然而過了數周，又開始毛手毛腳，再一次上演同樣的提醒劇情。

除了向家人告狀這招，有時莊伯伯沒有把飯吃完，工作人員會說：「莊伯伯，兒子說一定要把所有的菜都吃完，你留下廚餘我們會被罵耶。」偶爾打出親情牌勸說，也能達到不錯的效果。

根據兒子所提供的「情報」，莊伯伯喜歡唱歌、玩跳棋、打麻將，常安排桌遊訓練健腦益智，也練專注力，同時增加人際互動。每次聽到教室傳來爽朗的笑聲，就知道他下棋贏了，年輕時培養的嗜好，兒子一直協助保持，有空就陪著下棋。失智病情在「不可逆轉」的情況下，莊伯伯擁有較佳的生活品質，雖然有令人頭痛的肢體接觸，先採取防備再加上當場制止，照護者可破除遇到騷擾的窘境。

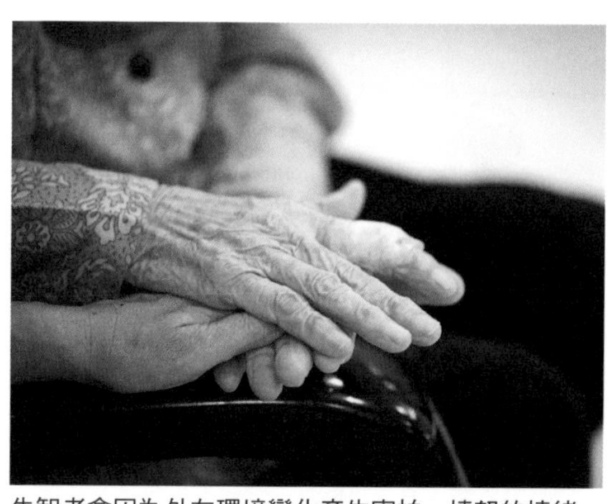

失智者會因為外在環境變化產生害怕、憤怒的情緒，照顧者可以用堅定態度，安撫失智者情緒（示意圖非當事人）。

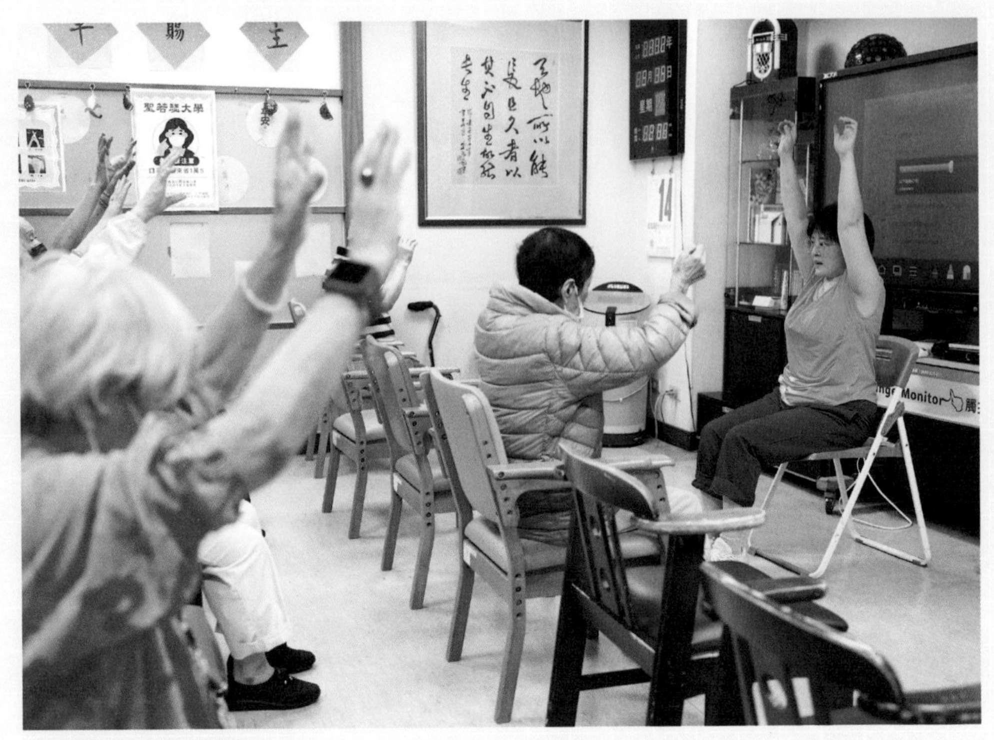

照服員帶領失智者運動。

關鍵補腦 **血管型失智症**

患者在發病前大多有心血管相關疾病，導致腦缺血或腦出血，因腦細胞死亡造成智力減退。腦血管病變與生活習慣、年齡因素息息相關，年紀愈大盛行率愈高，個案男性又比女性多。血管型失智者初期退化速度較慢，可能隨著中風次數而階梯般惡化，大多到晚期才開始改變行為。

QA 解密

解密專家：
戴玫婷

Q：失智者出現脫序的騷擾行為該怎麼辦？

A：有可能是因為大腦皮質萎縮，失去判斷力及節制力；也有可能是和過去情境混淆而錯認照顧者。若知道會有騷擾舉動，照顧時要有防備心。有以下要點：

- 女性照顧者最好要有人陪同，獨自面對失智者要有防範意識。
- 照顧者一定要保持不容易被騷擾的適當距離，並建立威嚴感，讓對方感覺到照顧者是不可冒犯的對象。
- 迅速反應，感到不舒服毋須隱忍，遇到騷擾行為馬上嚴正提醒並直呼全名，喚醒失智者的現實感。
- 馬上糾正錯誤行為，態度保持冷靜，避免引發失智者激動反應。
- 避免持續停留原環境，帶到不同的地方散步或活動，分散、轉移失智者注意力。
- 若現場有其他女性失智者，可適當安排座位，並避免有肢體接觸的活動。躁動的情緒時，如果照護者無法在第一時間安撫，先道歉就對了，緩解當下可能一觸即發的局面，也能軟化對方態度。

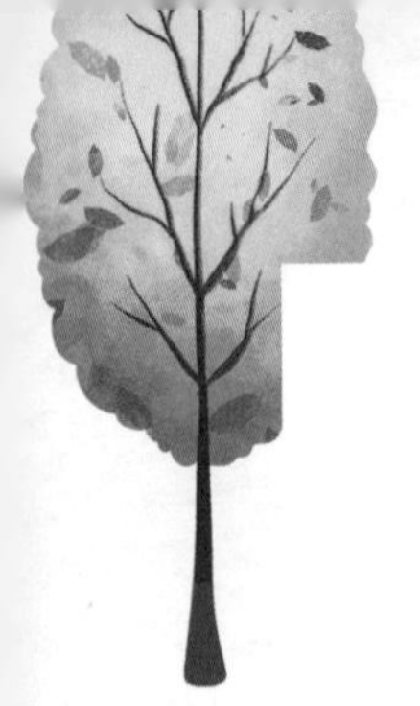
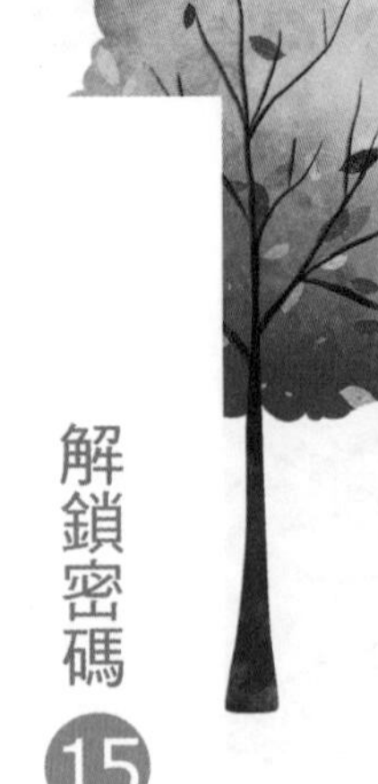

解鎖密碼15 夜間喘息

失智夫妻老來伴 愛情宛如特效藥

失智者病程：
□輕度
■中度
■重度

年過八旬的蘇爺爺和蘇奶奶一起來到日照中心，奶奶喜歡唱老歌，邊哼著旋律邊擺動身體，蘇爺爺也輕拉著老伴的手跟著唱，鶼鰈情深的模樣為眾人稱羨，然而有一天奶奶卻不小心跌倒了，爺爺自責不已……

使用服務：
□老人服務中心
□失智社區服務據點
□社區整合型服務中心（A單位）
□居家服務
■日間照顧中心（日照中心）
□失智老人養護中心（住宿型機構）

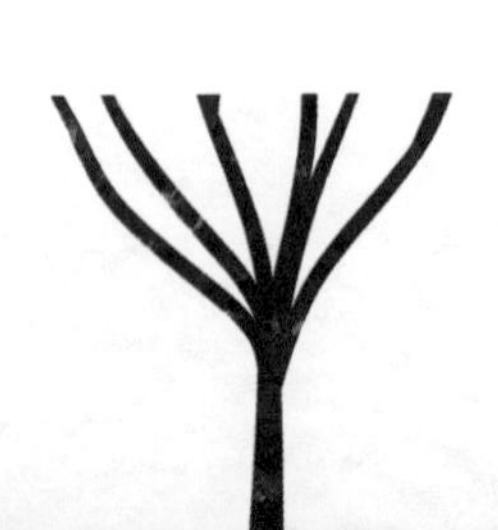
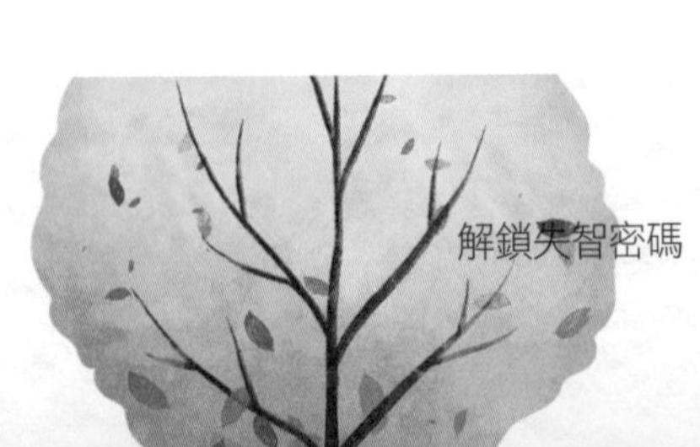

「爸媽，今天的行程是戶外踏青，等一下要仔細聽注意事項，出發前再確認東西都帶了嗎、上過洗手間了嗎……」趙爺爺的兒子把兩老帶到日照中心安置好之後，放心去上班，爺爺總是深情地照顧著老伴，老夫妻緊牽彼此的身影令人動容。

兩年前，奶奶剛來日照中心時，能自己走、自行進食，身體狀況還不錯，有輕度的認知障礙，病程屬於輕度失智，很喜愛懷舊治療的音樂課，「奶奶，有你最喜歡的歌單，等一下要大聲唱出來喔！」照服員輕聲提醒，一首首熟悉的節奏響起，奶奶開心地邊哼唱邊搖動身體，趙爺爺牽著太太的手，也一起哼唱，老夫老妻度過美好的下午。

某一天，奶奶走路時不小心跌倒，這一摔不得了！奶奶腦部受傷，加上在床上躺了一陣子，應變能力、活動力、肢體協調度都變差，也不太愛開口說話，沉默安靜、常常發呆，整個人退化很快。趙爺爺極度自責，「都怪我沒有照顧好，才會讓她受苦。」

其實老先生患有阿茲海默症，初期尚有病識感，知道罹患退化性的腦病變，但認為自己是一家之主，不應增加孩子過度的壓力。罹病後，很認真把所有事情都記錄下來，如同電影《我想念我自己》的主角，冷靜面對自己生病的事實。

先照顧好自己 才能照顧好另一半

八十多歲的老夫妻，雙雙罹患失智症，疾病奪走他們的健康和記憶，卻消抹不去彼此深厚的感情，倆老有老老照護的酸楚，也有老老相伴的幸福。兩人白天到日照中心接受照顧及復健，晚上由家人或外籍看護接回家。奶奶偶爾有無目的性遊走的症狀，照顧員提供一處空間讓她可以安靜散步，有個安全的環境釋放精力，隨著失智病情變嚴重，改成在家請外籍看護協助。趙爺爺是高知識分子，懂得查詢疾病資訊、病症延緩方法，所以很積極帶奶奶到日照中心，包括申請使用政府提供的照護資源。

「其實老夫妻剛開始來日照的時候，趙爺爺並不習慣這裡，所以奶奶先留下來上課，爺爺看到老伴個性變開朗才一起加入。」聖若瑟日間照顧中心護理組長戴玟婷觀察個案的病情改變，直到奶奶跌倒，趙爺爺把生活重心都放在對方身上，時時刻刻守護在身旁，而且很重視養生、運動，培養好體力，因為要先把自己照顧好，才有能力照顧太太。

即使後來爺爺身心俱疲罹癌，也積極就醫治療趕快站起來，保持最佳狀態，「這樣我才能跟老伴牽手過一輩子啊！」趙爺爺信守不離不棄的婚姻承諾，蔚為佳話。只是，趙爺爺亦步亦趨替另一半解決問題，幾乎全程緊盯，隨時準備伸手攙扶，旁人看了都非常緊張，擔憂兩個人都會絆倒。奶奶嘴上不說，眉頭微皺的模樣，洩漏了被照顧的委屈，也難怪趙爺爺會悶出病來。

爺爺誇老婆漂亮 溫柔守護

經過團隊輔導，開始善用長照資源，當外籍看護休息時，子女幫忙申請「小規機」（小規模多機能服務）的夜間喘息（臨時住宿），效果超級好。爺

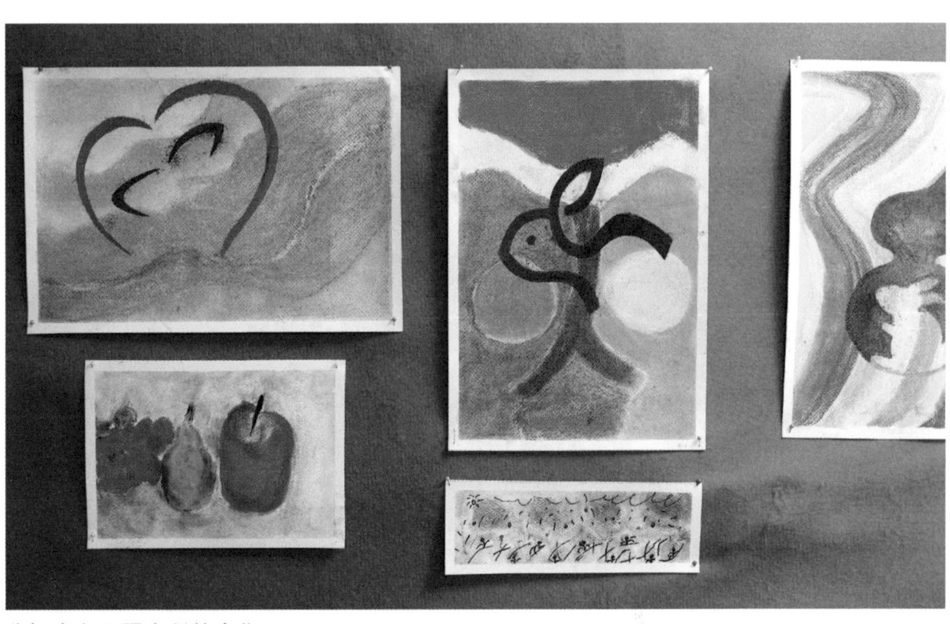
失智者在日照中心的畫作。

爺在家裡一夜好眠，奶奶在機構睡得很安穩。適時分開由專業人員主導照顧，未嘗不是一件好事，分隔一、兩天，奶奶小鳥依人，開心了起來。

失智症的發生與年齡有密切相關，好發於六十五歲以上，年齡愈高、罹患風險愈高，八十歲以上長者更是阿茲海默症的高風險族群。趙爺爺和另一半相繼罹病，雖然成因不盡相同，但都是不可逆的神經退化性病症。自覺判斷力減退而求診、評估確診，早一步安頓生活，盡力維持生活的正常化，延緩惡化速度。失智了還能用心照顧另一半，難能可貴，趙爺爺常把「我太太很漂亮、我很愛她」掛在嘴邊，愛情宛如是特效藥，改善情緒、促進體能，繼續溫柔守護。

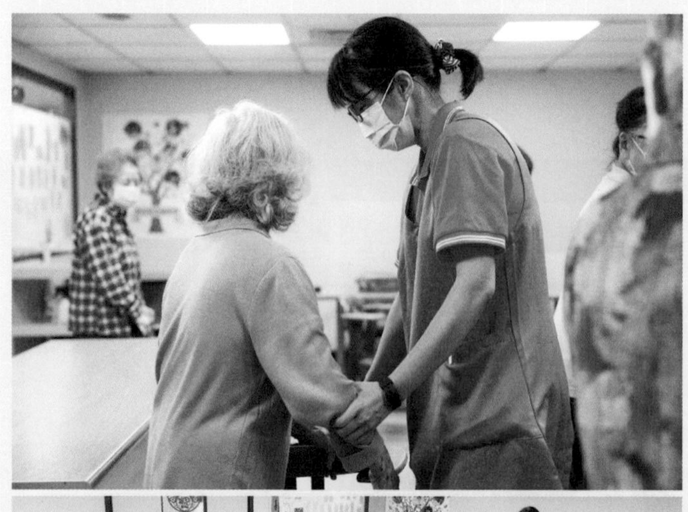

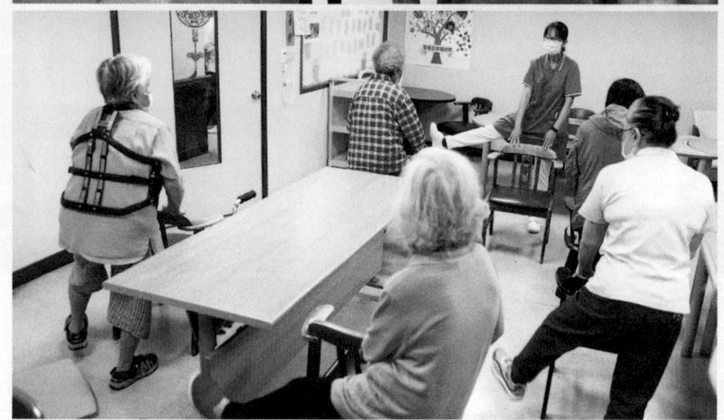

日照中心每天有運動時間。

關鍵補腦 小規機

全名為「小規模多機能服務」，為整合性多元服務的社區整體照顧模式，日間照顧中心擴充居家服務、臨時住宿，使用者可以依照實際需求，彈性使用服務項目，最大的目的為「喘息服務」。這種彈性照顧的模式，可以補強老年人及其家屬在長期照顧上的不足，照顧者申請相互配搭，不用再24小時緊繃神經，睡個好覺。

QA解密

解密專家：
戴玟婷

Q：失智症照護該怎麼拿捏協助的程度？

A：照顧失智者，認為對方失去生活自理能力，直覺要全天候看緊緊，幫對方做好所有事情，這樣只會加速其身體機能退化，並失去思考能力，有以下要點：

- 協助恢復或維持生活自理能力，鼓勵參與簡單的家務，動手又動腦。
- 如果還能行走，可多走出戶外接觸刺激，不要太倚賴輪椅，維持基本肌耐力。
- 在安全的範圍內，讓長者做自己想做的事情，而不是當病人對待，老是看顧著他，會讓他退化更快，而且累垮照顧者。
- 協助規畫失智者生活作息，最好按表操課。
- 若有吞嚥問題，引導使用餐具就口進食，不要以為方便就全程餵食，失智者易失去自主進食能力。

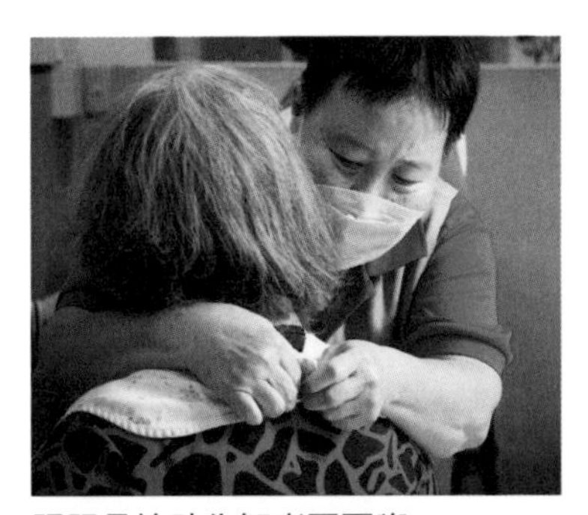

照服員協助失智者圍圍兜。

解鎖密碼16 拿起紙筆用寫的

廣東伯伯苦於語言障礙 加重病情

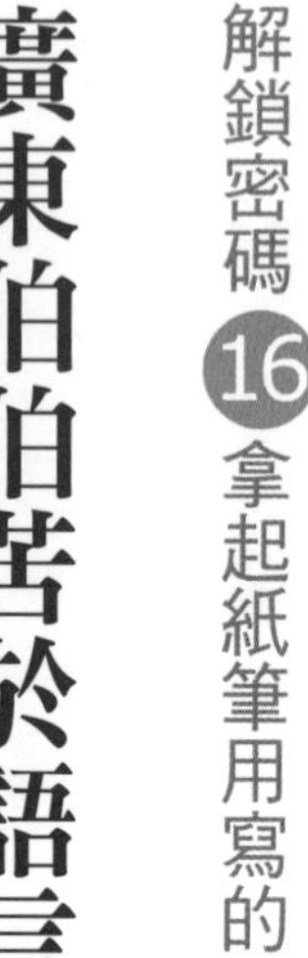

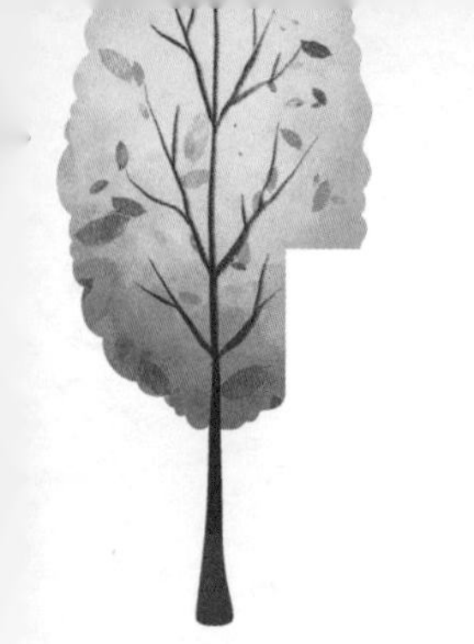

陳伯伯只記得母語廣東話，再加上重聽，經常和人雞同鴨講，先前女兒送托的單位都束手無策。父女兩人相處時，女兒會找方法克服溝通問題，有時一個眼神、一個動作就知道父親在想什麼，可是父親失智後，便無法清楚表達想法了……

使用服務：

□老人服務中心
□失智社區服務據點
□社區整合型服務中心（A單位）
□居家服務
■日間照顧中心（日照中心）
□失智老人養護中心（住宿型機構）

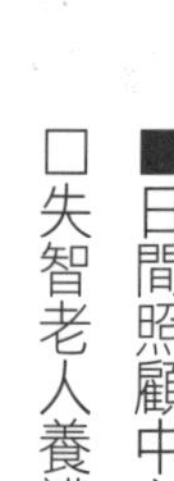

失智者病程：

■輕度
■中度
□重度

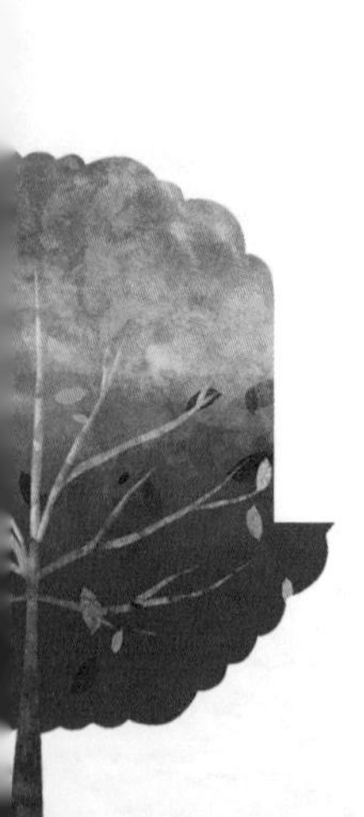

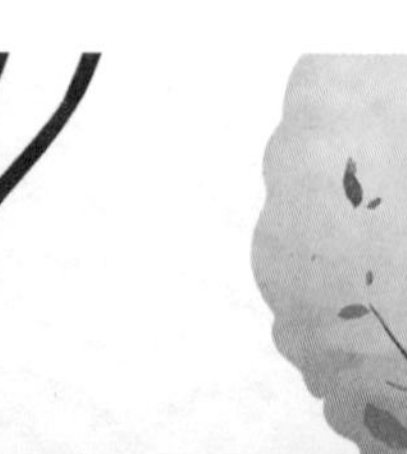

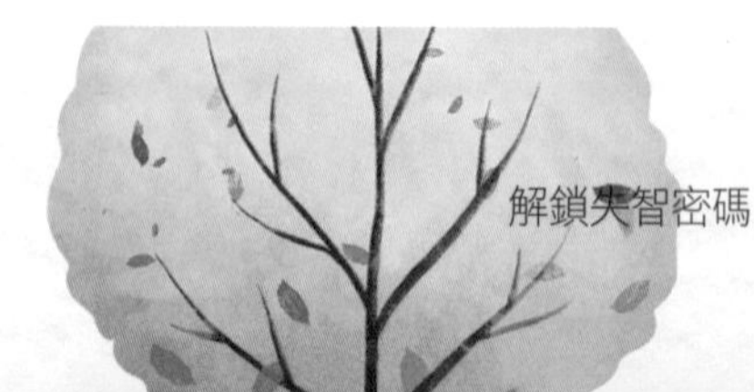

祖籍廣東的長輩陳伯伯，女兒申請來台念書、工作，就把五十多歲的父親接到台灣一起生活。離開故鄉，人生地不熟，陳伯伯只會說粵語，跟外界幾乎無法用言語溝通。沒有說話的對象，不出門也不社交，連外出買東西也變得有障礙，漸漸出現失智症狀。剛開始女兒沒有立刻察覺，錯過了早期診斷及介入治療。

「我爸爸已經被好幾個地方拒收了，無法對話溝通真的很困擾，謝謝你們願意嘗試！」女兒對日照中心的感激溢於言表。父親的鄉音重、一整串句子沒人聽懂，連去醫院看病都困難重重，例如做胸部X光檢查，更換衣服就是一大挑戰。

剛到日照中心時，陳伯伯因為鄉音、方言，引起其他失智者側目，他雖有失智，仍能感受周邊人的情緒，但無法以恰當的方式表現，於是更加封閉自己。照顧員覺得這樣下去不是辦法，想到呼吸器的病人可以用字板、紙張甚至比手勢，這方法也可以用在失智者身上啊！

改善溝通方式 搭起友誼的橋樑

「既然老先生不願意開口說話，乾脆用寫的吧。」寫了幾次之後，總算吸引對方注意，也成功打造溝通模式。

「陳伯伯，再過三十分鐘就要吃飯了，先不要亂跑喔！」聖若瑟日間照顧中心護理組長戴玟婷手指著一張紙，請陳伯伯仔細看上面的字，他露出靦腆的微笑，點點頭，半小時後果然出現在用餐區了。

改善和人群溝通方式後，陳伯伯

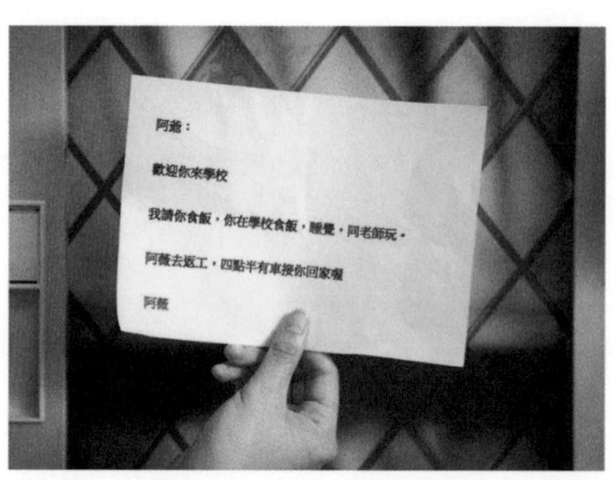
阿爺：

歡迎你來學校

我請你食飯，你在學校食飯，睡覺，同老師玩。

阿薇去返工，四點半有車接你回家喔

阿薇

「阿爺，歡迎你來學校，我請你食飯，你在學校食飯，睡覺，跟老師玩。阿薇去返工，四點半有車接你回家喔。阿薇」陳伯伯女兒留紙條讓父親安心。

參與課程的次數變多了，會主動找人陪伴、下棋，不再獨來獨往。友誼相伴逐漸打開陳伯伯的心，對於父親的個性改變、病情改善，女兒很是訝異，原來群體的正向力量這麼大，跳脫「把失智者送到機構是不孝」的負面印象。

「在送到日照中心之前，曾使用過居家服務，但父親會有肢體接觸騷擾行為，過度熱情地拉手、拍臉，有時候力道過大，嚇壞對方。」女兒分享過去經驗，誠實告訴居服員父親的脫序狀況，讓對方有警覺心，如果感覺到不舒服可以拒絕喝止，失智者可能把對方錯認成親近的家人，照顧者最好的應對方式就是保持距離，簡單明瞭地說：「不可以！」

在接受日照中心的服務前，陳伯伯的個性很急，突然想到什麼事情就要立刻去做；剛開始到日照中心也無法靜下心來上課，活動參與度低。所幸照顧員很有耐心寫下各種提醒事項，慢慢拉回陳伯伯的注意力，用盡方法讓他知道當下進行的課程內容、日照中心的日常作息表。

疫情打亂生活步調 對失智者是考驗

一場疫情，中斷了規律生活，陳伯伯被迫關在家裡，大多時間都在看電視，活動量減少、認知刺激也變少，失智病程從輕度變中度。女兒看到父親病情加重，自責沒有盡到子女照顧義務，原本控制住的病情彷彿又要重來。

疫情升溫不能外出，女兒自費讓父親上認知訓練課程，用其他方式延緩腦力、體力退化，「三級警戒時，只能

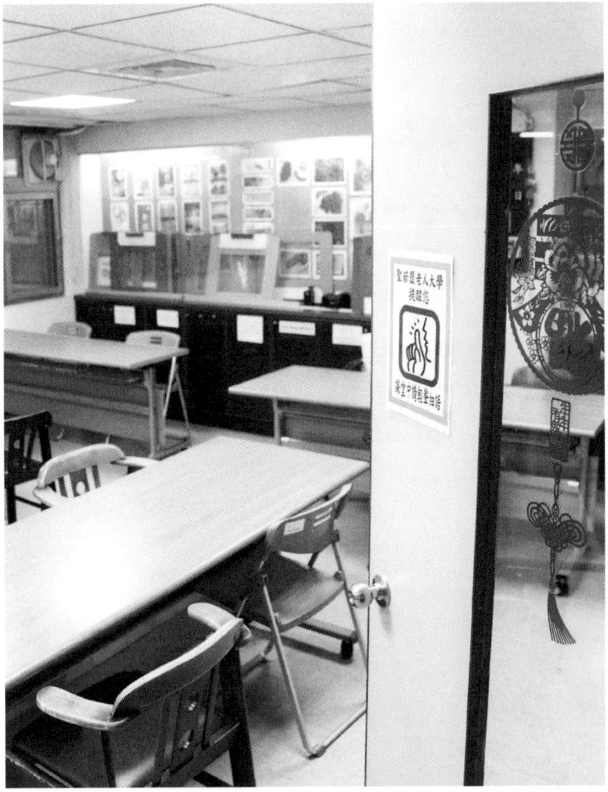

一場疫情，中斷了規律生活，陳伯伯被迫關在家裡，大多時間都在看電視，活動量減少、認知刺激也變少，失智病程從輕度變中度。

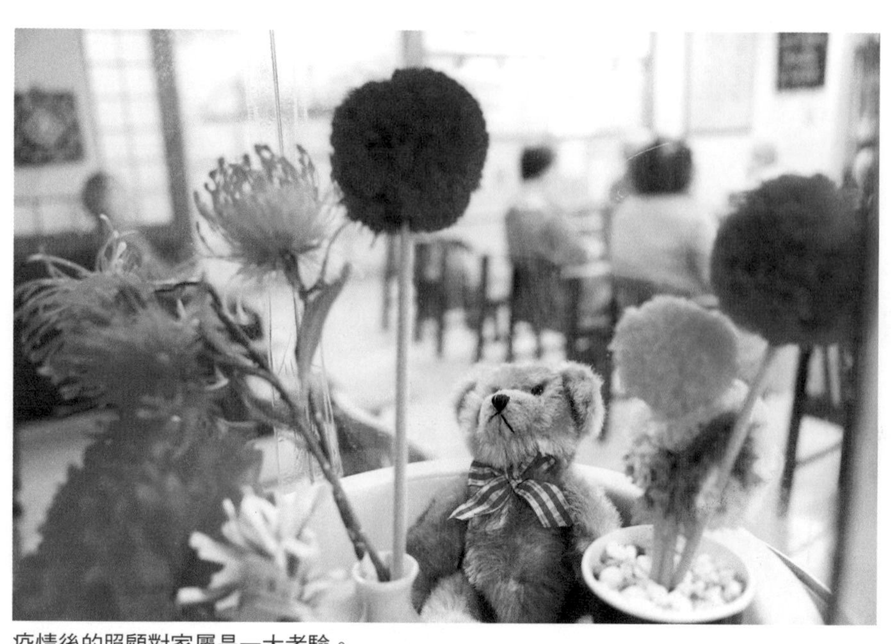

疫情後的照顧對家屬是一大考驗。

配合政策措施，但父親的沉默時間慢慢變長，我們長時間共同關在居住空間，難免產生摩擦。」女兒語氣無奈，事情來了直球面對，努力不讓情況再變壞，有問題就找日照中心求救，保持電話、線上聯繫，也多方尋找遠距健康照護資源，陪伴在至親身旁一起上課。

疫情趨緩後，陳伯伯回到日照中心，每次來總要帶上外套、身上帶固定的錢，女兒拜託照顧員看管這些物品，「我爸爸變得很沒安全感，出門沒帶錢、外套，會以為被偷了，不停嚷嚷家裡遭小偷，要趕快報警。」再次建立固定的作息模式，陳伯伯的精神狀況稍微穩定，疫情後的照顧對家屬是一大考驗，透過關懷陪伴與資源協助，找回生活平衡。

QA 解密

解密專家：
戴玟婷

Q：如何跟失智者溝通？不說話怎麼辦？

A：失智者對外界的溝通對話，有時候像影片快轉，或是漏聽、錯誤解讀，沒辦法理解，對話原則要慢、短，最重要是耐心和以下技巧：

- 說話速度盡量放慢，內容言簡意賅，保持一對一的談話，減少周邊干擾。
- 提供線索或把答案放在問題裡，不要有太複雜的選擇，最好是單選題。
- 一次只說一件事，耐心等待回覆，友善地看著對方的眼睛，加強專注力。
- 善用肢體語言，用手勢、身體姿勢幫助溝通，或是用寫的方式，圖片也能傳達。
- 不要用指責、糾正的口氣，避免說「不可以」，容易引起衝突。

關鍵補腦　失語症

失智者的語言能力退化，到中重度可能完全不開口說話，少了與外界溝通接觸，易加重病情。漸進性的「不善言詞」或說話卡卡，最後連簡單字彙都說不出，語言理解力及表達能力皆受影響，為失語症的一種。國際巨星布魯斯威利因罹患失語症息影，2023年宣布確診額顳葉型失智症，有口難言之疾應多注意。

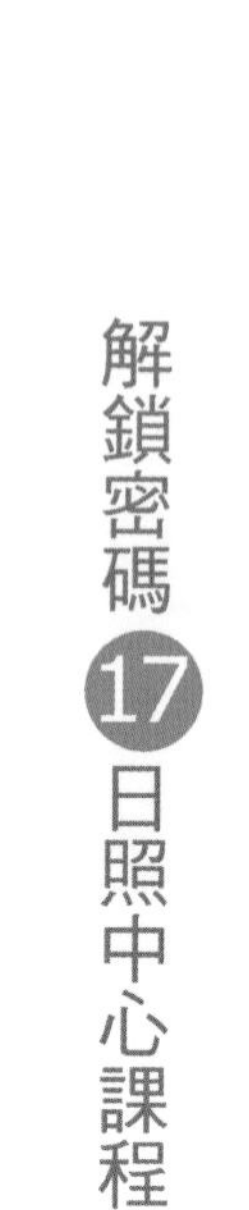

解鎖密碼 17 日照中心課程

六十出頭就失智　媽媽差點逼瘋兒子

失智者病程：
■輕度
■中度
□重度

使用服務：
□老人服務中心
□失智社區服務據點
□社區整合型服務中心（A單位）
■居家服務
■日間照顧中心（日照中心）
□失智老人養護中心（住宿型機構）

單身的李先生，年輕、正在衝刺事業，從花蓮到台北尋找工作機會，卻因為母親的病情而按下人生暫停鍵，「我好想哭，可以休息一下嗎？」自從擔起照顧責任，對突如其來的轉變不知所措，無力感湧上心頭……

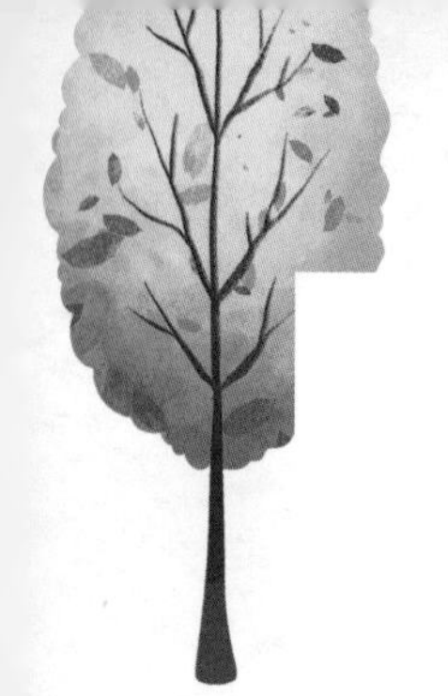

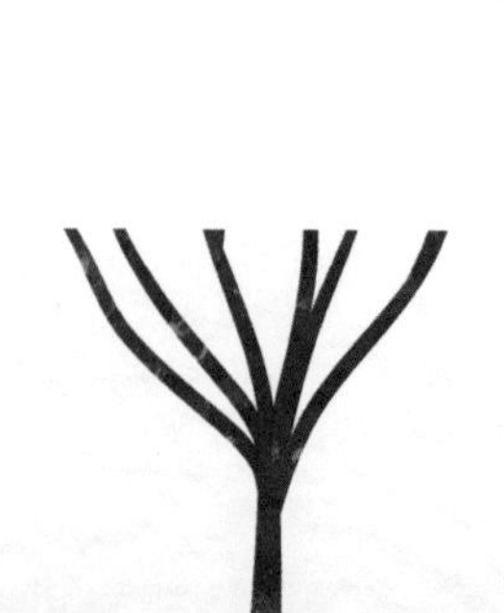

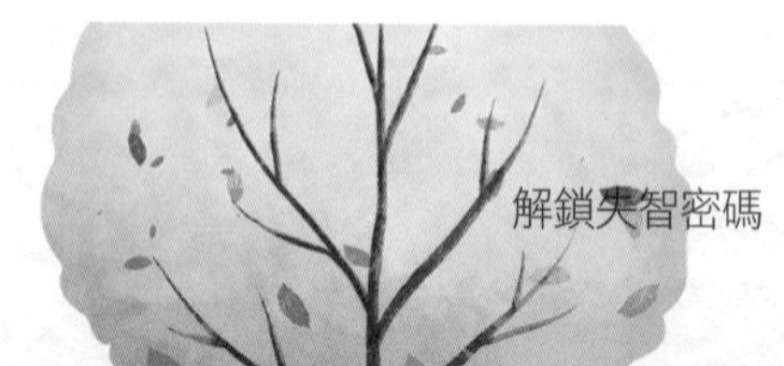

「你幫我找上次去旅行買的包包，我想要搭配衣服出門。」「你找到了嗎？我在等著換衣服耶。」李媽媽坐在椅子上動也不動，就等著兒子完成她交代的事，過了十分鐘，開始煩燥不耐，音調變得尖銳，言語也變得偏激。

李先生非常無奈，本來想離家到台北展開新生活，沒想到媽媽罹患失智症，他成了照顧者。李媽媽病情時好時壞，情緒起伏難以捉摸，個性變得十分黏人，不斷使出各種「盧功」來抓住家人的注意力，反讓身邊的人更想逃離，但又背負著親情的責任感，萬般無奈。

李先生直言壓力非常大，媽媽只要想到什麼、想做什麼，就會不斷掛在嘴邊碎念，一直嚷嚷要去做，直到達成目的。如果沒看到人，電話狂打不停，十分鐘內至少接五通電話，嚴重干擾兒子上班。

失智變了一個人 固執難以溝通

李媽媽曾是很獨立的業務，個性幹練俐落，身處於職場高壓環境，練就良好的溝通協調能力，工作表現亮眼。由於作息不正常引發中風，發展成血管型失智症，有比較明顯的情緒及人格變化。六十三歲確診，屬於年輕型失智者，即將快樂享受退休生活，卻遭逢人生劇變，很難接受自己失智的事實，「不可能，我還這麼年輕。」

母子倆原本抽中一房一廳的社會住宅，後來改為二房一廳的格局，李先生希望有個人空間，偶爾逃開母親形同枷鎖的愛。然而，李媽媽想找人的時候，就會敲房門，伴隨一聲聲吵著要出門玩的呼喊，兒子不堪其擾。「媽媽失智後好像變了一個人，過去獨立自主，現在固執難以溝通。」經過跟家族長輩的討論，想申請二十四小時的全天候照顧機構，但母親得知後強烈抗拒，內心產生被家人拋棄的感受，認為被送進去很沒尊嚴。

後來申請使用長照2.0的居家看護服務，減輕不少負擔，只是媽媽的意見很多，光是買個午餐就很堅持已見。「我要巷口那一家的鍋貼，不用點滿一整份，只要八個就好；酸辣湯不要加醋，再幫我多要醬汁，白醋喔！不要黑醋。」有時候居服員沒注意到細節，就被一陣臭罵，李先生在旁安慰：「她有失智症啦，你不要聽她的。」李媽媽臉色一沉，有時會低頭不語、有時會失控發飆，「你懂什麼！有失智症又怎樣，我就不能表達意見嗎？」場面十分尷尬，居服員跳出來打圓場，「沒關係啦，沒事沒事。」

母親性格丕變，黏人、易怒、任性、主觀意識強，稍不順她的意就生氣，李先生承擔龐大的照顧壓力，還特別求助心理諮商。既然失智者堅拒入住機構，使用居家看護服務也屢屢發生口角，再次嘗試到日照中心。

參與日照課程　漸漸融入群體生活

護理師初次接觸時，得知個案的失智病症、照顧者的心理健康，溫柔喊話：「不要讓兒子擔心好嗎？他白天要上班非常辛苦，你一個人在家也令人擔心，來日照可以上很多課程，而且你還那麼年輕，跟我們分享一些業務經驗啦，很好奇到底要怎麼進行產品銷售？」

護理師動之以情，大力推銷來日照中心的好處，有許多活動可以刺激失智者動手動腦。「我覺得這堂課太無聊了，我不要！」「那個桌遊老師講的內容好像不太對，應該要再改一下。」李媽媽認知能力還很好，常會表達課程參與意願以及課程內容好壞，想掌握自己選課的主導權，頻頻找碴，讓人啼笑皆非。幸好在日照中心待久了，也漸漸融入群體生活，有時會開心表達：「在這裡比待在家裡好！」

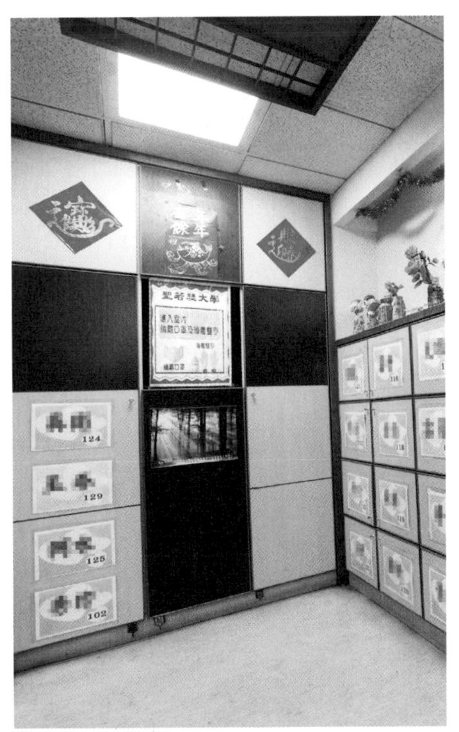

置物區放失智者的個人用品。

李媽媽的記憶力無嚴重衰退、日常生活功能正常、對答如流，外表幾乎看不出來與正常人有何不同。雖然對自己罹患失智症時而感覺低落、憂鬱，大部分時間不願意接受事實，到日照中心後，明顯有了改善，也不再一天到晚黏著兒子。李先生原本對母親的失智感到焦慮，接受日照人員開導：「放輕鬆，焦慮對病情一點幫助都沒有。」走過這些歷程，思索未來，母子一起規畫財務，預防經濟重擔風險。

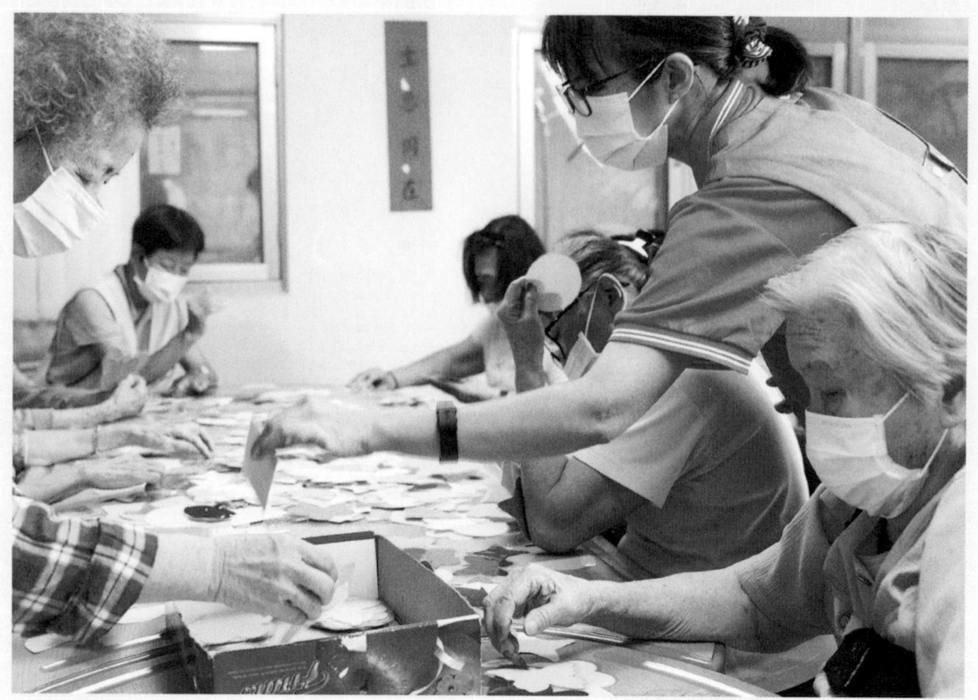

日照中心豐富的活動與社交刺激有助延緩退化。

關鍵補腦　年輕型失智症

六十五歲以前發病，有別於一般老年失智症好發年齡在七十至八十歲，因個案較年輕，智能、認知功能沒有受影響，表現症狀多在工作上，常因為情緒問題誤認為憂鬱、壓力大，因此不易被診斷。從發病到診斷所需的時間，比老年失智症多上二至三年，錯失黃金治療時間；造成年輕型失智症的原因，包括退化性疾病、腦中風等。

QA 解密

解密專家：
戴玫婷

Q：如何提早規畫財務，檢視並預防風險？

A：許多長輩都不喜歡談財務分配，但罹患失智容易亂花錢，財產遭人覬覦，可提早規畫降低財損風險，有以下要點：

- 先弄清楚父母的財務狀況，包括存款、股票、基金、貸款、保險、房屋契約等，以及可申請的補助津貼，小心看緊荷包。
- 罹患輕度的認知功能衰退到確診為失智症，失智者已經有可能受到詐騙或亂投資，可以申請輔助或監護宣告，防止財產被侵吞。
- 沒有資產的失智者也會被詐騙、簽本票、借據、冒用為人頭帳戶，需要先聲請監護或輔助宣告，保護自身財務安全。
- 給失智者固定的「零用花費」，設定損失上限，至少不會因為投資失利或被詐騙，影響到日常經濟。
- 輕度失智者可以考慮用退休安養信託的方式，按時提撥一定的金額當生活費，用來照顧自己。

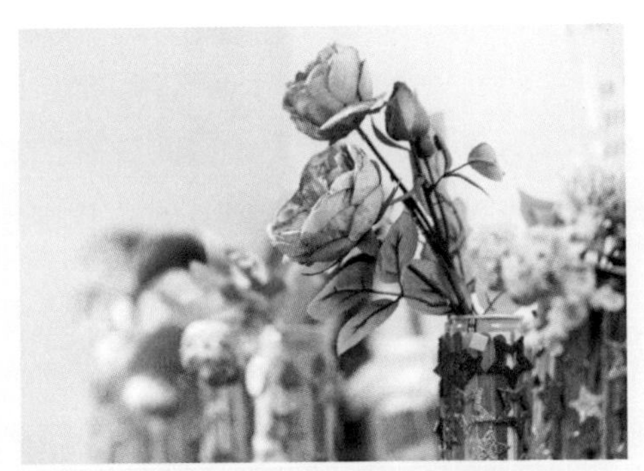

日照中心用失智者做的花瓶裝飾環境。

Part 6
失智老人養護中心（住宿型機構）

機構式照護除了有專業的護理人員協助身體評估、護理服務；照顧服務員提供日常生活協助；另外還有社工師、職能治療師等提供相關的福利資源與復健服務。由於照顧中、重度失智者常會造成家屬相當大的壓力，為了讓失智者及家屬都能維持較佳的生活品質，可考量24小時的全天候專業照顧機構。

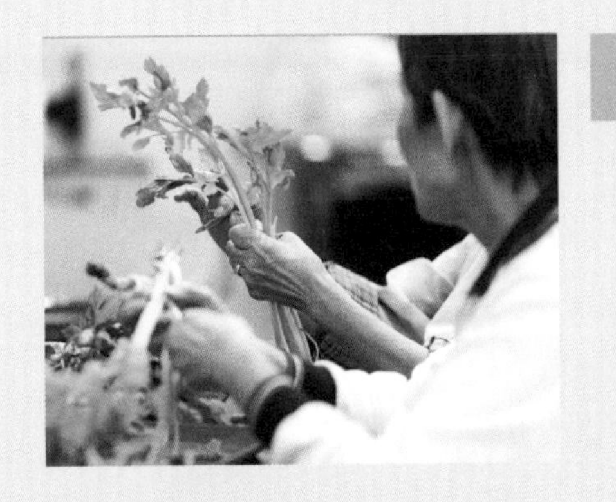

聖若瑟失智老人養護中心

聖若瑟失智老人養護中心，曾獲羅馬教廷選為千禧年獻給教宗的世界100個具時代意義的計畫。

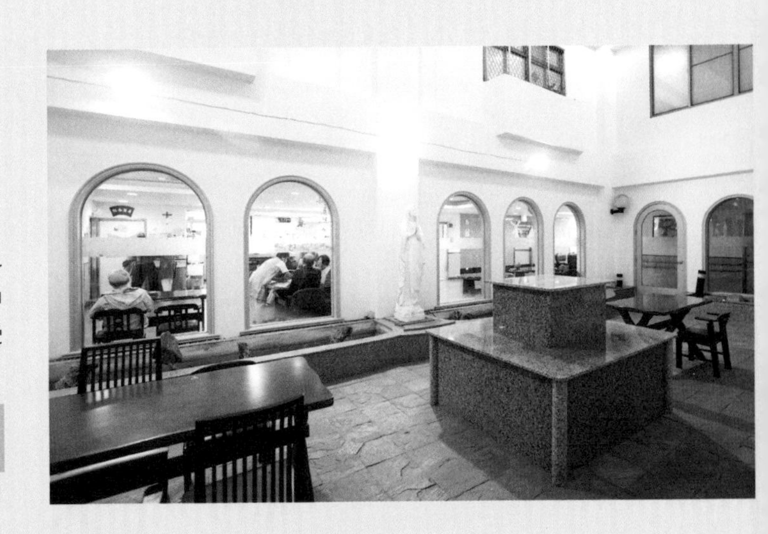

聖若瑟失智老人養護中心

服務對象為神經科、精神科等專科醫師診斷為失智症中度以上、具行走能力且需受照顧之長者。

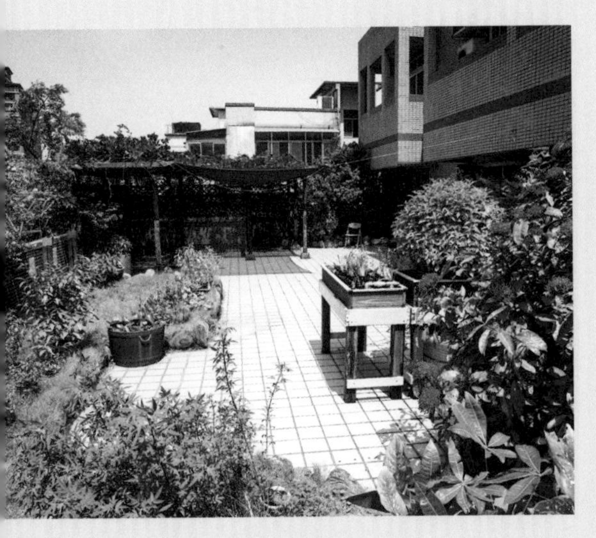

聖若瑟失智老人養護中心

環境設備皆針對失智長者之特殊照顧需求考量設計，以達到身心靈平穩安適的高品質照護。

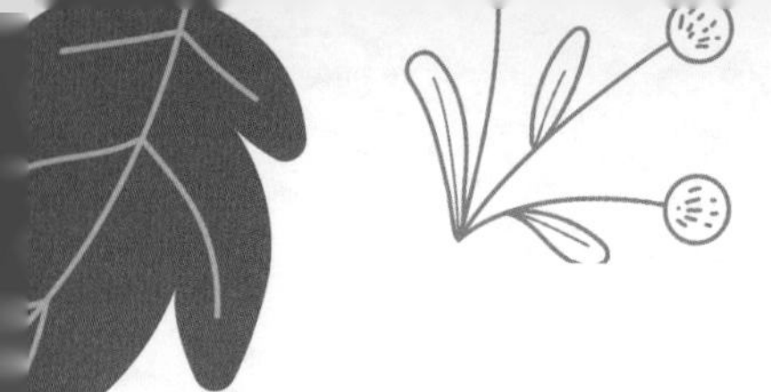
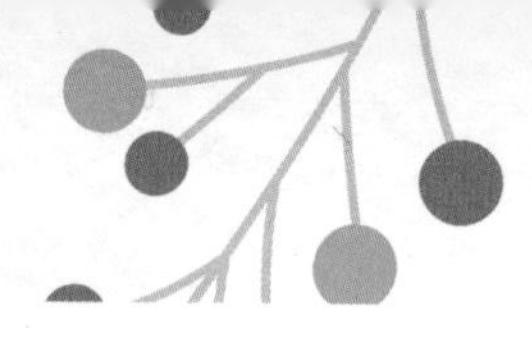
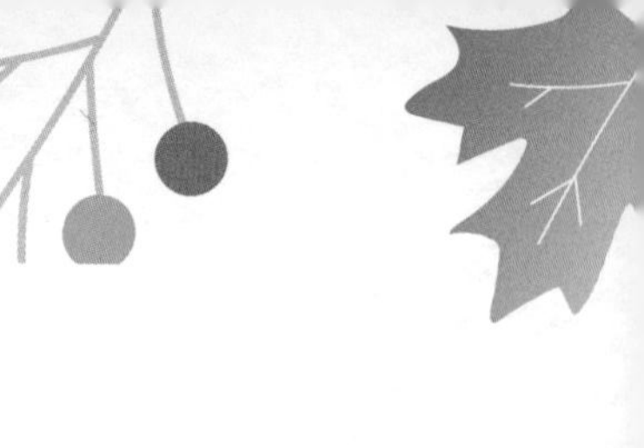

解鎖密碼18 燦笑的胖娃娃

失智者病程：
□輕度
■中度
□重度

媽媽失智了 醫師兒子天人交戰

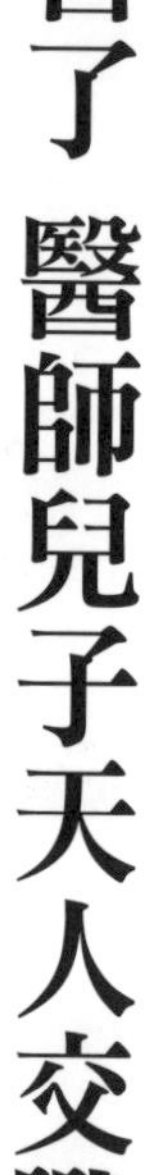

他是精神科醫師，非常了解失智症，但當他的媽媽失智時，他也陷入兩難，最後不得不把媽媽送進養護中心以獲得專業照護。他紅了眼眶，難以控制痛苦的情緒，但再怎麼捨不得，也只能捨得……

使用服務：
□老人服務中心
□失智社區服務據點
□社區整合型服務中心（A單位）
□居家服務
□日間照顧中心（日照中心）
■失智老人養護中心（住宿型機構）

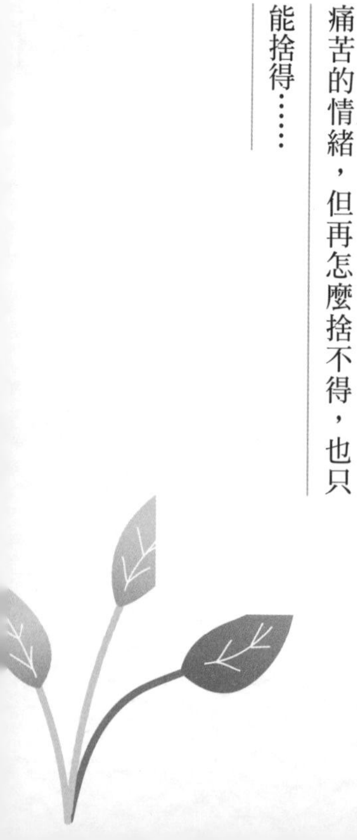
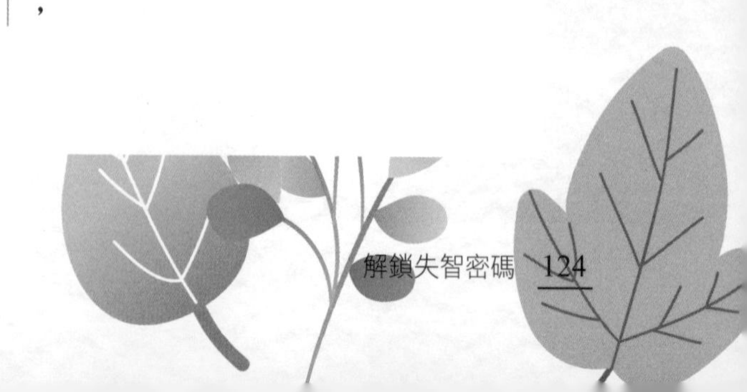

林奶奶是一名住在雲林的退休國中老師，因罹患額顳葉型失智症，病程進展緩慢，不同於阿茲海默症的記憶缺損，她的認知功能並不差，但是語言退化嚴重，無法清楚表達語意。因為說話不流暢，與家人溝通有障礙時，會心慌意亂，家人若猜不透她的想法，讓她更加躁動。

造化弄人 退休老師失去表達能力

原本是作育英才的老師，說話做事有條不紊，卻因為失智症而失去對詞彙的理解力，全家人都很錯愕，也很心疼，原本那麼能幹的人，卻出現語言障礙。「啊！啊！我不是…我想要……」林奶奶不停揮舞著雙手，說著不完整的句子，表情驚慌失措，急著想要說話，卻無法完全表達，旁人只能乾著急。

林奶奶有兩個兒子，一位從商、一位是醫師，母子關係很好，學醫的兒子還是精神科領域，明白失智者許多脫序行為並非刻意為之，因為生病了，需要更多協助與包容。然而，當兒子知道媽媽患了失智症後，角色由醫師變成家屬，即使是專業醫師，也無法全盤掌握病程發作時會遇到的情況。他深知失智病程從初期至末期可能長達十多年，長久照護會是極大的挑戰，考慮良久後，還是選擇把媽媽交給專業單位照顧，家人感情才能細水長流。這樣的決定很痛心，很捨不得媽媽，卻仍必須這樣做。

下了決定後，光是要讓媽媽知道她會被送到養護中心居住，就讓醫師兒子費盡心思。兒子先帶著媽媽從雲林北上，在台北租屋，住上一段時間，白天先使用日間照顧中心的服務，以及到失智據點上課，一方面希望藉由參與活動，延緩病程；另一方面也讓媽媽習慣養護中心，融入機構的生活。

對於一向都住在家裡的失智者而言，機構裡的團體生活可能會讓失智者覺得隱私和自主權被剝奪，兒子反覆在媽媽耳邊說：「要幫你換到新的地方住了，那邊的人都很好，千萬不要擔心。」雖然失智者會忘記旁人說過的話、做過的事，但不代表完全與外界斷了連結，家人的溫柔提醒，仍能觸動其心底深處，所有互動情感盡在不言中。

失智者入住前，要先經過評估，讓機構了解住民的病況，也讓住民和家屬了解機構的概況。聖若瑟失智老人養護中心主任王寶英回憶，第一次和林奶奶做個案評估時，無論王寶英說什麼，林奶奶都不理不睬，十分冷漠，加上她語言表達有問題，兩方完全沒有交集。王寶英說，正當她感到挫折時，有個東西救了她！

那天在評估現場，正好擺放了一個胖胖的布偶娃娃，臉上還有燦爛的笑容，王寶英靈機一動，帶林奶奶去看看那個布偶，燦笑的娃娃像是點亮了林奶奶的心房，她馬上抱起娃娃，撫摸著它，因為這娃娃勾起了她照顧孩子的美好回憶。這個娃娃救星，讓當天的評估破冰，開啟溝通的契機。

照護漫漫長路　交給專業機構

林奶奶語言功能退化，看起來也毫無表情，但只要被曾經喜愛的事物吸引，就會讓原本脫節的經驗回憶連結回來，對訓練認知功能有所幫助。王寶英說：「我們永遠不知道什麼時候會燃起火花，也不知道什麼點會觸動他們，一切以平常心看待。」兒子看王寶英的娃娃策略奏效，馬上買了一個給媽媽，用懷舊治療的方式安定心神，溝通能力與認知功能都有明顯改善。

林奶奶白天抱著娃娃到日照中心上課，晚上再回到機構，王寶英與團隊同仁找到突破心房的方向，減輕失智者的戒心與家屬照顧負擔，讓她循序漸進地適應新環境。一切步上軌道後，兒子返回工作崗位，臨行前留下感言：「我雖然有精神科醫師的專業，但也有身為照顧者的擔憂。」他深知長時間擔任照顧者，若沒有完好的喘息與平衡點，最後會扛不住！

醫師兒子對機構的人員表達感激，也對王寶英主任「派娃娃出馬」感到佩服，他說：「要把媽媽送進機構是痛苦的選擇，但以子女的身分看護母親，害怕會因身心疲累引起衝突，無論多深厚的感情，都禁不起沉重的照顧壓力，送到機構，交給專業的人員照顧，也是另一種孝道。」

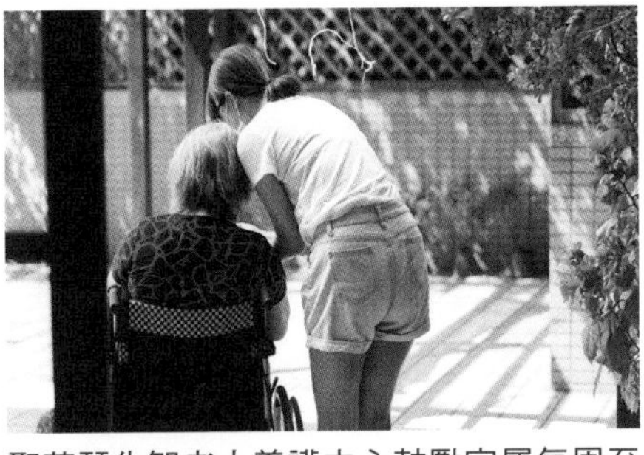

聖若瑟失智老人養護中心鼓勵家屬每周至機構與住民互動，也延緩失智者認知退化（示意圖非當事人）。

QA解密

解密專家：
王寶英　聖若瑟失智老人養護中心主任

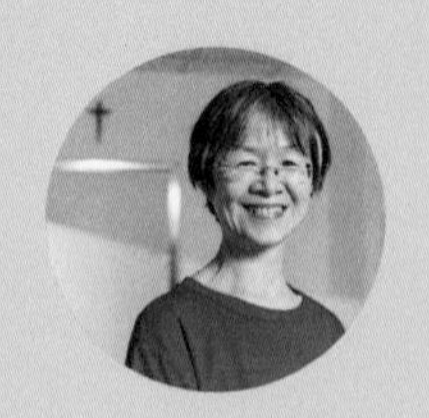

Q：如何與不愛說話的失智者溝通？

A：失智症不是單一項疾病，失智者在認知功能退化的過程中，會伴隨各種不同症狀，有時候失智者處於精神混沌，無法清楚表達自己的需要。在照護的溝通技巧上，有以下要點：

- 了解失智者過去的生活史，才能找出引發興趣的話題或關鍵事物，觸發過去的記憶，有效刺激腦部，並有安定心神的效果，增加失智者的信任感。
- 以簡短的語句說出重點，加以眼神示意，鼓勵失智者說話，即使只是單字「嗯」「啊」也沒關係，或是搖頭、點頭、揮手也可以，增加跟外界的溝通。
- 隨著病程，失智者會愈來愈看不懂字，可以把常用的特定字彙寫在紙上張貼，或用簡單語句、圖畫表示。如果要制止做出不妥行為，試試張貼公告，也許有效。
- 失智者無法如實表達感受而出現躁動的情緒時，如果照護者無法在第一時間安撫，身段先放軟，緩解當下可能一觸即發的局面，也能軟化對方的態度。

Q：該送失智父母到安養機構嗎？

A：當病情變嚴重，照顧失智者已經超過負擔時，好的照護機構反而能重拾彼此生活品質。選擇24小時的住宿型機構，先注意4重點：

- 先調適心情，如果在還能溝通的狀態，應讓入住的失智者參與決策過程，尤其要不斷告知要轉換環境及理由，並盡可能以長者本人能接受的説法因應。
- 初到機構需要適應期，特別是前2個月，要產生「安全與信任」的感覺，家屬持續的關心不可少。
- 機構會辦理許多交流活動，建議家屬多參與，了解失智者的照顧情形，與機構人員討論整體狀況。
- 建議可用循序漸進的銜接方式，白天先到日照或失智據點，晚上接回家照顧，適應過後，再換成全天候的住宿型機構。

關鍵補腦

額顳葉型失智症 Frontotemporal Dementia

大腦的額葉、顳葉負責情緒和語言的表達，還有記憶、聽力、視覺的感知，一旦功能受損，最常見的就是大大降低對語言的理解能力。額顳葉型失智症為僅次於阿茲海默症的第二常見失智類型，早期症狀多與語言表達有關，其他行為能力相對並未變差，所以早期不易察覺。

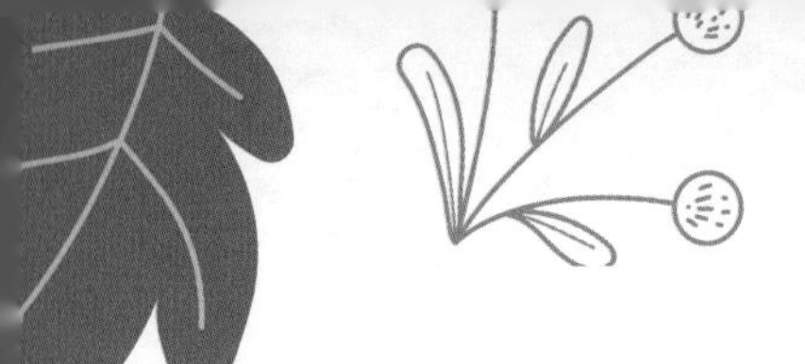
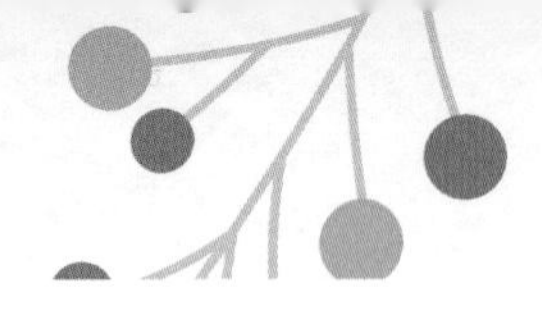
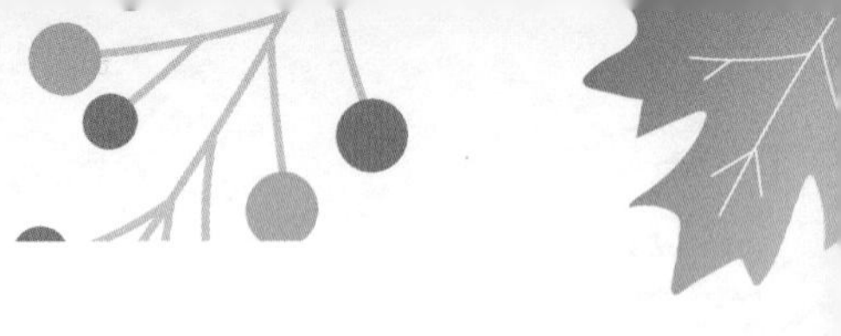

解鎖密碼⑲一根菸的時間

老菸槍尿褲子 拳打腳踢難親近

失智者病程：
☐輕度
■中度
☐重度

使用服務：
☐老人服務中心
☐失智社區服務據點
☐社區整合型服務中心（A單位）
☐居家服務
☐日間照顧中心（日照中心）
■失智老人養護中心（住宿型機構）

「怎麼又這樣！」游爺爺又因為找不到廁所尿褲子了，聽到指責他的口吻，他發脾氣想揍人，「為什麼罵我！」失智者因認知功能衰退產生各種問題，有賴照護者找出聰明的解決方法，用正確的態度應變。

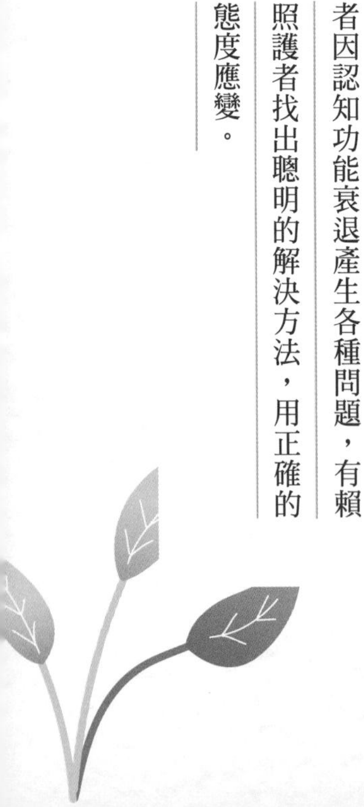
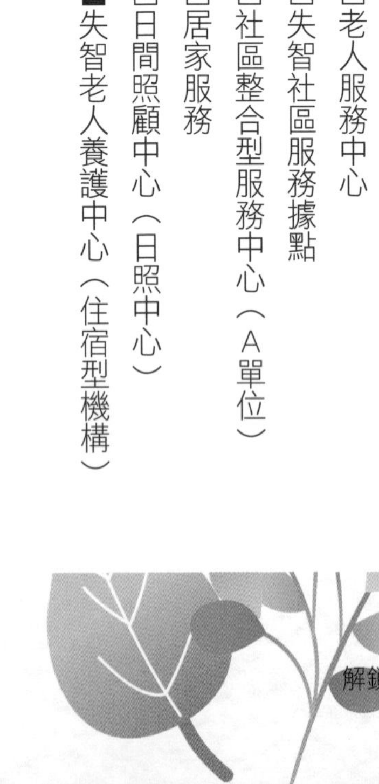
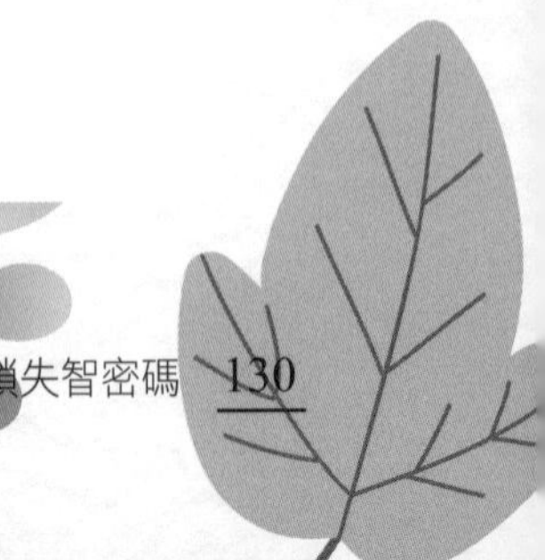

「請問住宿的地方可以抽菸嗎？」失智者家屬小心詢問機構人員，露出不好意思的表情。因為要入住的失智者游爺爺是菸不離身的老菸槍，家人在家吸二手菸習以為常，如今游爺爺要住進機構，抽菸的老習慣就成了問題。

秘密花園吞雲吐霧 打開心房

其實家人對於游爺爺的菸癮很頭痛，曾提出請求，希望機構能協助戒菸。然而，個人長年的習慣怎麼可能老後在機構輕易改掉？後來考量游爺爺的特殊狀況，如果有人陪著在公共空間抽菸，就可以通融。於是，陪抽菸這個任務就落到了失智老人養護中心主任王寶英的身上。游爺爺身強力壯，平日不苟言笑，難以親近，但只要看到王寶英，一張臭臉馬上換成笑臉，跟著王寶英到秘密花園去。

其實所謂的秘密花園是機構的頂樓公共空間，王寶英於三餐飯後，固定帶游爺爺到頂樓吞雲吐霧，叮嚀著，「只能抽一根喔！」只要王寶英把菸遞給游爺爺，他就笑逐顏開，一掃鬱悶的心情，把眼前這位「另類菸友」視為好夥伴，暢所欲言，有時還會順便講講兒子的壞話。「我跟你說，兒子長大真的沒用，從小到大供他吃住念書，物質也沒少過，怎麼就闖不出大事業！」上了年紀的男人其實也很愛碎念，在秘密花園的短短幾分鐘，他放鬆心情，得到身心靈的慰藉。

游爺爺陸續認識其他住民，也認真參與機構的活動，抽菸次數漸漸減少，自然而然就沒抽了，結果真的成功戒菸。失智症照護原則之一，是配合失智者的習慣及喜好，長期菸癮突然被停止或減量，可能會出現焦躁、頭痛等戒斷症狀，也可能導致情緒失控。失智照顧理念是要尊重個人意願，即使病程已演進至中重度，也不能剝奪生活樂趣。建立良好互信關係，才能照顧完善，創造有尊嚴的對等關係，如果直接責罵抽菸行為，反而招來反效果。

除了抽菸問題，游爺爺還出現尿褲子的狀況。失智者因認知功能衰退，產生令人頭痛的如廁困難，包括找不到廁所、無法及時脫褲子、無意識想上廁所、忘記如何上廁所等，導致隨地便溺。游爺爺因失去方向感，常找不到廁所而尿褲子，散發異味，照服員有時脫口而出：「怎麼又這樣！」游爺爺一聽到指責語氣，面子掛不住，惱羞成怒，甚至拳打腳踢。

「為什麼罵我！」游爺爺嚷嚷著追打過來，所有人急忙閃開，用言語安撫。類似事件一再發生，王寶英想了一個方法，把順序倒過來，平常記錄喝水量、如廁時間，再抓準每一至一個半小時誘導上廁所，形成排泄規律。這招拉回主導權的作法奏效，讓失智者有被關心的感覺，也有助於訓練失智者意識到尿意訊號。

配合「房東」演「秘書」 安撫心情

游爺爺後來在機構住久了，自以為是房東，整棟建築都歸他管，還會把人趕出房間。「我是房東耶，他怎麼可以沒經過我同意就進來！幫我叫秘書過來，一切事務請她處理！」這是因為失智者認知與記憶退化，漸漸產生「錯認」行為，若嚴厲糾正，容易產生摩擦。建議順他的意配合演出，他才會覺得問題獲解決，不會繼續發脾氣。

王寶英因此配合演出，身兼「秘書」，安定游爺爺的心，排解他和住客的糾紛，還要向「房東」報告：「房東先生，那些人是新入住的房客啦！大家規矩都很好，你不用擔心。」失智症逐漸進入中度、重度、末期症狀時，會陸續出現各種認知障礙與精神行為問題，新的人事物可能是一種刺激，好的方面能活化大腦功能、延緩惡化速度，但要隨時注意失智者的情緒變化，照顧者也要做好心情調適，別給自己太多壓力。

失智者若出現誤認、錯認，代表認知功能不會太差，對外在刺激仍有反應，只是接收後轉化為錯誤的知覺。王寶英分享，游爺爺因錯認而情緒失控時，很介意別人進他房間，礙於人身安全，同仁不得已才用萬能鑰匙開門，通常會先被臭罵十分鐘，等到冷靜之後再引導轉移注意力，用他有興趣的話題加以安撫。失智者的精神行為症狀雖然多變、難測，但用正確的態度應變，也能有所改善，不讓身心機能迅速退化。

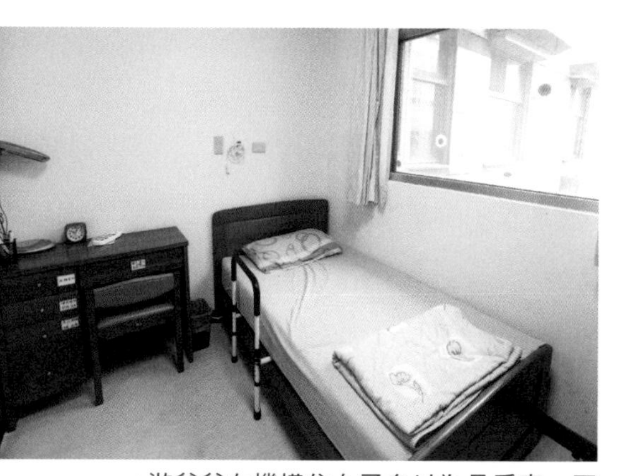
游爺爺在機構住久了自以為是房東，王寶英主任配合演出，身兼「秘書」安定游爺爺的心，排解他和住客的糾紛。

QA 解密

解密專家：
王寶英

Q：失智者失禁，照顧者需留意什麼？

A：隨著病程惡化以及認知功能退化，失智者會有大小便的問題，身旁的人常因聞到尿騷味而感到困擾。照顧者常犯的錯誤如下：

- 直接指責、用負面語氣威脅：只會讓失智者產生不安情緒，甚至激發怒意，形成其心理上挫折、害怕，更無法改善失禁問題。
- 神情表現不悅，忽略了失智者的情緒：失智者會感受到負面情緒，導致不願配合照護。
- 以為「包上尿布」就沒事了：尿布是失智者的最後一道防線，覺得自尊心和隱私被侵犯，硬逼穿上會造成抗拒照護及更多衝突。

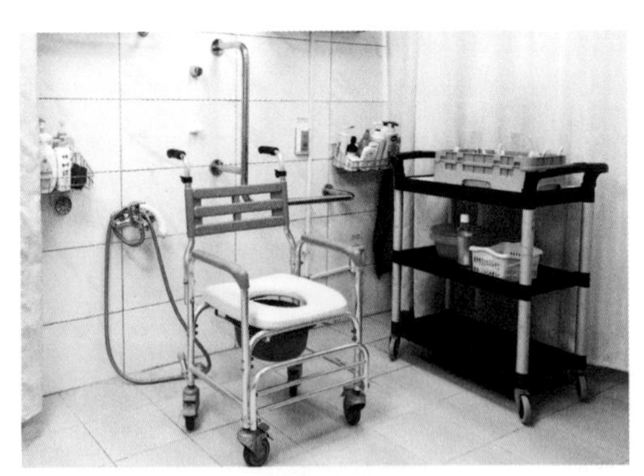

失智者病程惡化會出現失禁情形。

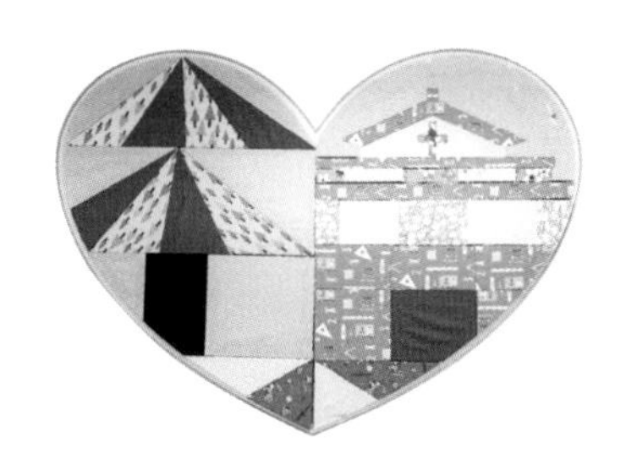

Q：失智者執著於不正確的事情，當下該怎麼處理？

A：如果要求不是太過分，尊重想法順著演下去，即使是錯的也沒關係，安撫情緒最重要，先注意四重點：

- 不要馬上指正錯誤，順著話回應，適時轉移注意力，過一會兒就會忘記爭執的點。
- 嘗試同理失智者的想法感受，理解其過去的生活背景，對話內容根據當下場景和失智者的狀況隨機變換。
- 當發生衝突時，讓失智者抒發情緒，或是主動離開現場，試著換失智者信任的人照顧。

關鍵補腦

錯認 Misidentifications, MIT

屬於失智症的一種精神行為症狀（BPSD），因認知及記憶功能受損，產生「錯認」的失序行為，與不存在的「妄想」事物不同。像是錯認自己的家、把另一半當成女兒，或是把先生誤認成兒子看待。跟失智者溝通，「順勢」與「轉彎」是很好的原則，順著對方回話，正向鼓勵、包容共處，降低照顧衝突。

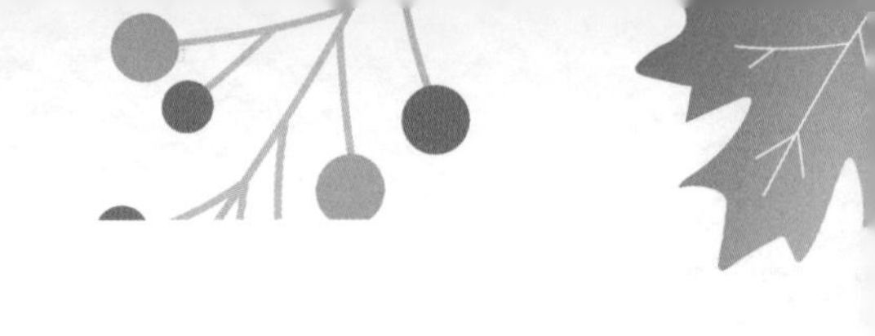

解鎖密碼 20 都更牌＋市長照

失智者病程：

☐輕度
■中度
☐重度

老里長妄想 倫理親情的不倫疑雲

使用服務：

☐老人服務中心
☐失智社區服務據點
☐社區整合型服務中心（A單位）
☐居家服務
☐日間照顧中心（日照中心）
■失智老人養護中心（住宿型機構）

「妳跪下！怎麼可以偷人，做出有悖廉恥的事！」「妳已經結婚了耶，有夫之婦竟然紅杏出牆！」「那個男人是誰？妳跟他到底什麼關係？幾歲了還做出這種事！」李伯伯的謾罵聲不絕於耳，迴盪在社區間，讓女兒在鄰里間難以做人……

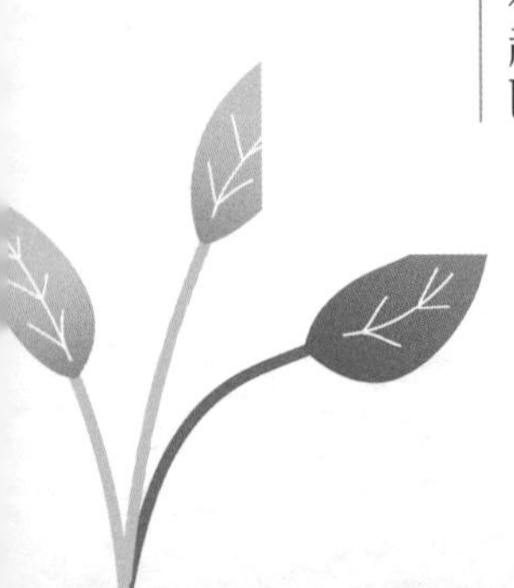

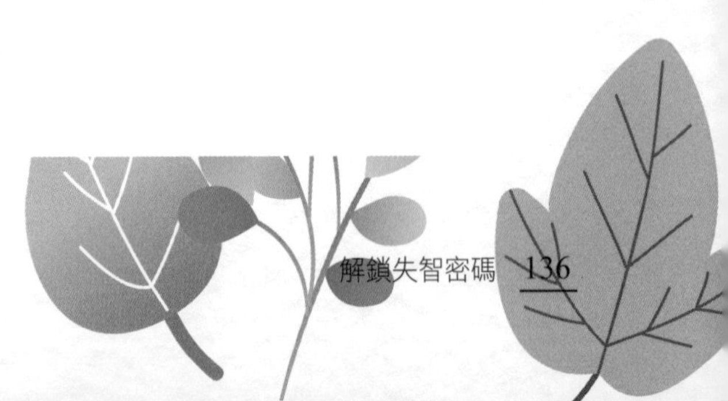

祖籍山東的李伯伯，身體硬朗、嗓門洪亮，育有一對兒女，兒子已結婚成家，主要照顧責任落在未婚的女兒身上。自確診罹患失智症，李伯伯就有嚴重的妄想、幻覺，尤其是妄想症狀，老是懷疑女兒不忠不孝不義不倫，罵聲不斷，街坊鄰居聽久了，總有人會相信不實的指責，女兒常感受到鄰居不友善的眼神。

李伯伯曾任職里長，他妄想女兒做了不名譽的事，會害自己背上道德罪名，因此不肯接受女兒照顧，也拒絕女兒的關懷，見面總是以打罵暴力收場。儘管如此，女兒理解父親是因為失智症才引發妄想，諒解父親的精神行為，也順從父親的指責，默默承受親人的情緒控管障礙。然而，女兒礙於無法接近父親，擔心他獨居在社區，隨著失智病程終將無法生活自理，只能哭著求助機構收留。

亮出里長伯最愛的市長 懷舊治療

失智者會產生妄想，主要是大腦功能損壞、無法正確連結記憶，產生錯誤、複雜的「胡思亂想」狀況，任憑家人如何解釋都無法接受。為什麼會懷疑每天辛苦照顧的人或是最親近的家人呢？原因只是那人「就在身邊」，長時間看到、聽到，將不好的事都與那人聯想在一起。

李伯伯的狀況就是這樣，罹病後不分青紅皂白對照顧自己的女兒發飆，「妳這個道德淪喪的人！」即使女兒多次向父親表達：「這全是你妄想出來的，根本沒有這回事！」但說再多也無濟於事，失智者有一種超現實的執著，即使提出事實證據也難以動搖其信念。女兒擔心父親失智狀況更嚴重，只能送至機構，以獲得最好的生活品質。然而，該怎麼告訴父親要住進機構呢？為了讓父親能順利入住，女兒與機構團隊討論後，搬出有力的「牌照」：「都更牌」加上「市長照」。

李伯伯曾是里長，非常崇拜他擔任里長時的市長，權宜之計是藉市長之名說明社區要進行都更，已收到都更通知書，必須先暫時搬遷到別的地方。李伯伯入住當天，機構同仁印出許多市長照片擺置房間，環境擺設也做了調整，包括用家具隔開雙人房的兩床距離，營造隱私空間，降低對環境不熟悉產生的焦躁感。

好不容易，把李伯伯送進了機構，全體工作同仁極力配合演出，借用市長的力量，假裝整棟建築是銜接都更的住所。剛開始，擔心其他住民會破壞市長照片而引起紛爭，曾發生過一名重度失智者對照片吐口水，機構同仁立即擦乾淨，急中生智說：「哎呀！怎麼弄髒了呢！我來幫市長補妝！」馬上聊天轉移注意力，所幸李伯伯並沒有生氣。

利用李伯伯喜愛的市長照片，是照護失智者常用的「懷舊治療」，用照片、歌曲、玩具等影音或物品，引導回憶過往時光，除了有助於失智者的認知刺激，也可取得其信任感，穩定情緒。

進入失智後期　父女終於溫馨團聚

第一步讓李伯伯順利入住之後，第二步是透過機構的日常活動，協助延緩

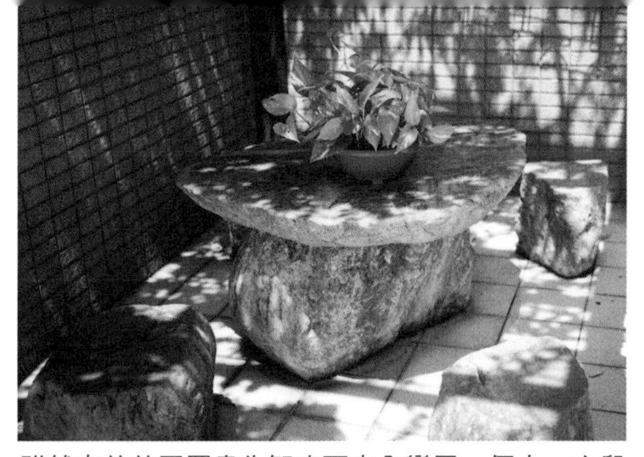
雖然李伯伯因罹患失智症而完全變了一個人，女兒仍掛念不止，好幾次躲在機構角落偷看。

退化速度，等他漸漸融入團體生活，初期列印出來的市長照也慢慢撤掉，時日一長，李伯伯很認真地參加各種課程活動，養成規律作息，他的生活能力沒有退化太多，在像家一般的環境及專業人員照顧下，老年生活不再黯淡孤單。

李伯伯入住後，女兒好幾次表達想探視父親，機構同仁嘗試趁著辦活動時，讓父女倆「不經意相遇」，李伯伯原本專心於手作，一看到被自己大腦妖魔化的女兒身影，馬上喝斥並拿起椅子要打人，社工趕快把女兒帶走。

經過這次事件，女兒被勸退，「暫時還是不要碰面。」

雖然李伯伯因罹患失智症而完全變了一個人，女兒仍掛念不止，好幾次躲在機構角落偷看。工作同仁安慰：「失智症會歷經不同階段，各階段有不同的相處、照顧模式，也許進入中後期，妄想、幻覺出現機率降低的時候，就是見面的時機到了。」

經過一段時間，女兒鼓起勇氣再試看看，小心翼翼走進李伯伯的視線範圍，竟聽到令人感動的話語：「妳去哪裡了？怎麼那麼久沒出現啊！」進入重度病程，女兒終於可以好好陪伴父親，雖然李伯伯有時候會問：「妳是誰啊？」但眼裡不再是凌厲兇惡，而是帶著親切慈祥的微笑，令人欣慰。

QA 解密

解密專家：
王寶英

Q：面對失智至親的妄想幻覺，該如何處理？

A：隨著大腦萎縮、退化，失智者會出現多疑、妄想、幻覺等精神症狀，對他們來說，這些感覺都是千真萬確，應對方法錯誤就會發生衝突。照顧者應對如下：

- 不要直接反駁，講道理沒有用！此時事實不是重點，當務之急是解除失智者的憤怒情緒。
- 當失智者出現被害妄想，感受到的是威脅，先離開現場，用「分心」策略轉移注意力，一邊讓自己從混亂中抽身，也給對方空間冷靜。
- 試著用同理心技巧，藉著詢問幻覺細節，認同失智者的情緒感受，澄清事實後引導失智者分享感覺，適時轉移注意力。
- 當失智者重複的妄想內容變得更複雜、更脫離現實，甚至帶來情緒或行為改變，都是病情惡化的徵兆，須留意並就醫。

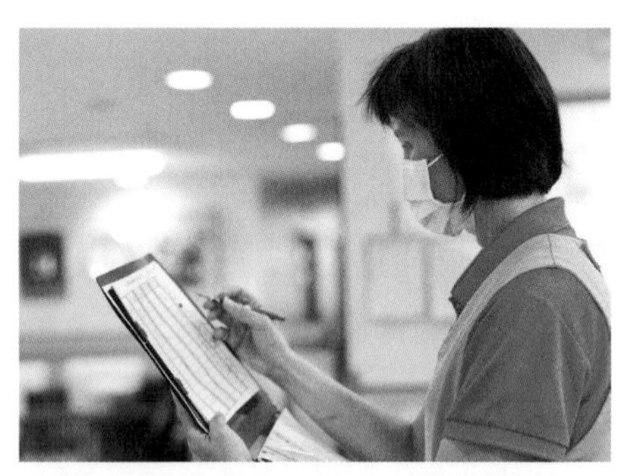

當失智者出現被害妄想，可藉著詢問幻覺細節，認同失智者的情緒感受。

Q：為什麼失智長者容易產生妄想？常見狀況有哪些？

A：大腦不正常的退化，導致神經傳導物質失衡，容易產生不符合現實的妄想或幻覺，先注意4重點：

- 懷疑東西被偷，可以在失智者的視線範圍內，引領他一起找不見的物品。
- 懷疑配偶或子女不貞，多半會有激動情緒，甚至是攻擊傾向，先離開現場，再想辦法透過第三者取得信任感緩解問題。
- 被害妄想，懷疑有人出現在房間，先接住情緒回話：「在房間裡嗎？我先幫忙檢查一下，你會害怕嗎？」表達對他的關切，討論可以「增加安全感」的方法。
- 失智症是一種持續衰退的疾病，面對精神症狀不要直接指責、修正行為，要用正向的鼓勵或支持包容。當尋求第三方的協助時，讓照顧者知道：「你不是一個人，有任何需要都可以求助。」

關鍵補腦

妄想 Delusion

產生妄想的原因，主要是來自腦部退化，將不存在的事實或錯誤的記憶認知投射到他人身上，而且深信不疑。如果一味否認，加以指責，只會更激起失智者的反感與憤怒，同時加深妄想症狀。除了抱持耐心、同理心，多練習對話技巧、降低戒心，如果症狀太嚴重，可以請精神科醫師調整藥物，避免出現意外。

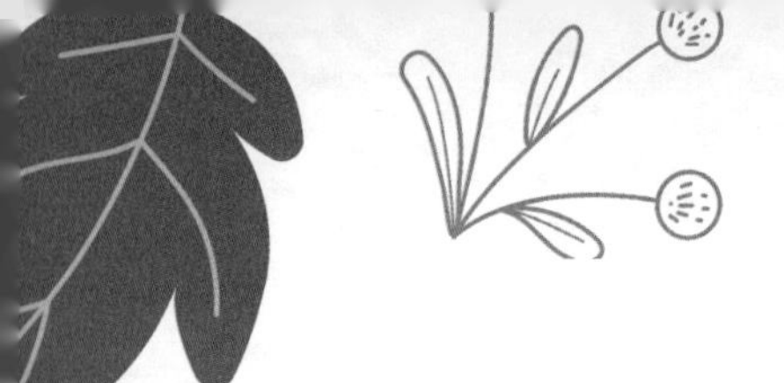
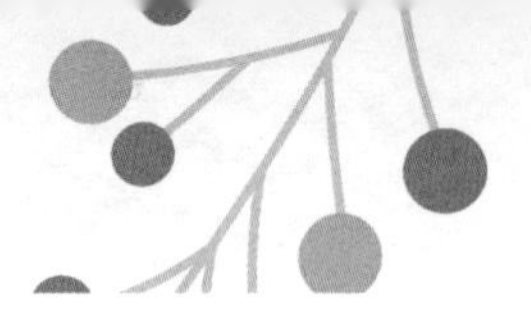
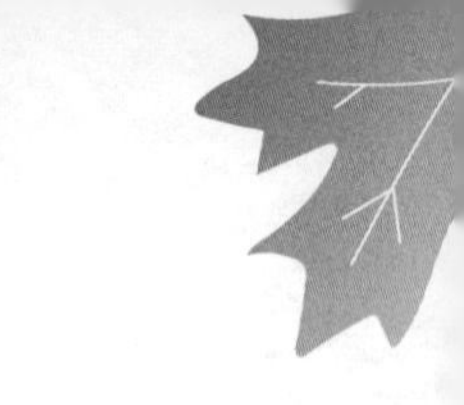

解鎖密碼21 用美食轉移注意力

雙面皇太后 親切、暴怒一線之隔

使用服務：
- □老人服務中心
- □失智社區服務據點
- □社區整合型服務中心（A單位）
- □居家服務
- □日間照顧中心（日照中心）
- ■失智老人養護中心（住宿型機構）

失智者病程：
- □輕度
- ■中度
- □重度

有外送員送餐點到失智住宿型機構，工作人員互相問了一輪，沒有人叫外送，接著大家想一想，啊！又是「皇太后」點餐了！被封為「皇太后」的馮奶奶，談吐和思路看起來很清晰，還會擅自打電話點餐，她真的有失智嗎？

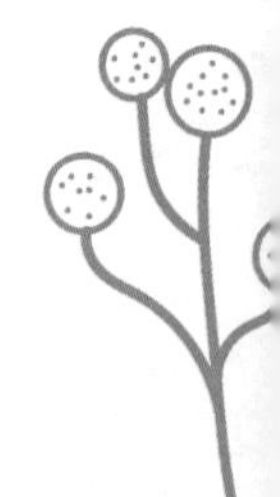
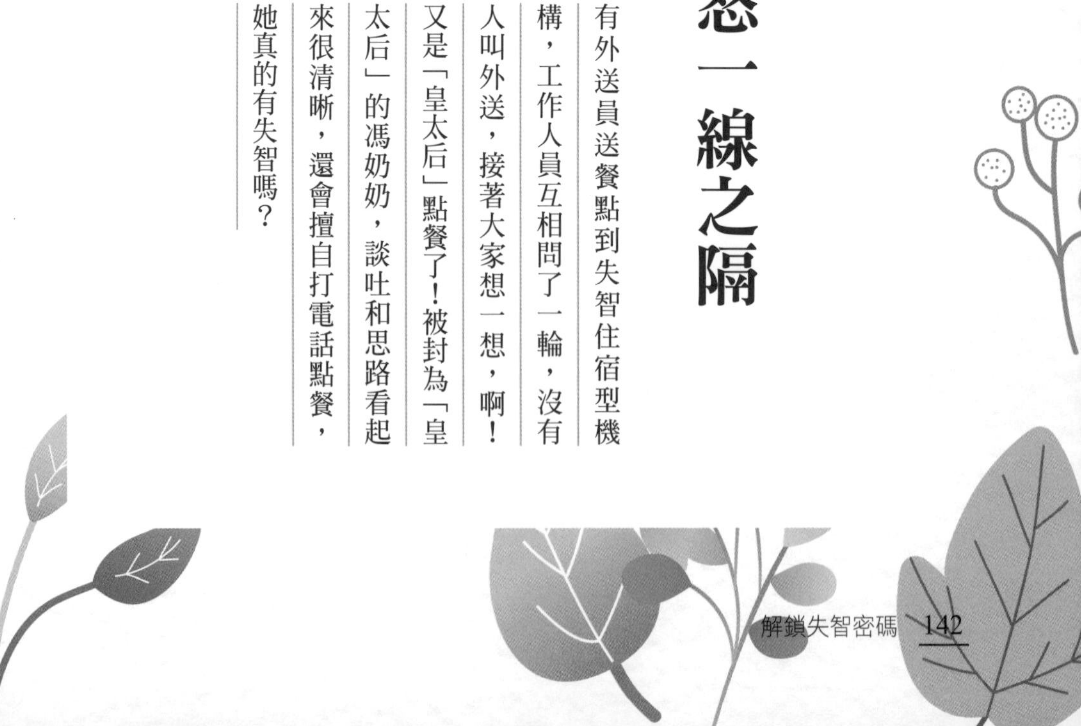

看起來總是神采奕奕的馮奶奶，非常喜歡跟機構裡的住民聊天，言之有物，條理分明，還散發出一股書卷氣息，輕鬆愉悅的社交表現，讓人感到如沐春風，完全不像失智者。不過，馮奶奶只要一轉身對同仁說話，卻馬上換一副高高在上的姿態，「我們都形容她好像『皇太后』，對第一線人員總是頤指氣使，每個人都降階成丫鬟，讓人好氣又好笑。」有時候她表現過於尖酸刻薄，挑剔、調侃、挖苦，甚至是言語霸凌，人心是肉做的，同仁不免會往心裡去。

很多人對失智症都有既定的刻板印象，認為失智者會出現妄想或四處遊蕩，各種精神行為讓家人疲於奔命，但有些失智者的談吐與正常人無異，旁人都不禁疑惑：真的有失智嗎？細節只有照顧者才知道。

馮奶奶患有輕度失智，但她的記憶力還不錯，待人處事不慍不火、反應機靈，然而，天使般的老奶奶也有讓人頭痛的時候，她患有糖尿病，三餐飲食都需控制，但家人來訪都會帶上好吃的食物，久了養成嘴刁習慣。

日常生活幾乎正常 唯獨洗澡傷腦筋

「服務資歷這麼久，她是我遇過第一位會自己打電話叫外送的住民！」聖若瑟失智老人養護中心主任王寶英笑說，馮奶奶點的頻率、分量和品項讓人驚呼，再這樣不忌口吃下去，一定會三高失控。

「我知道你要講什麼，吃這些食物對身體不好，如果三餐都吃營養師配好

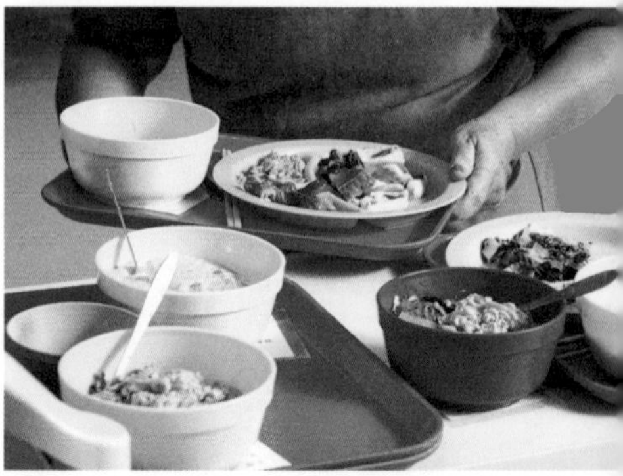

馮奶奶愛吃，照護團隊用食物誘導奶奶加快洗澡。

的餐點，就不會死嗎？那吃外送食物我會死嗎？如果清淡飯菜跟大魚大肉都是殊途同歸，我想要快樂地死去。」馮奶奶為自己說話，頭頭是道，讓人一時還想不出要如何反駁。

失智者對自己說過的話、做過的事，完全忘記沒印象，這一點似乎無法套用在馮奶奶身上，日常生活功能幾乎正常，唯獨洗澡讓人頭痛。即使失智，失智者也有自己的情緒和自尊，別人幫忙洗澡都要按照她規定的步驟，不能隨便更改順序，否則就是聽「皇太后」訓話，每每耗時良久。

團隊討論該怎麼處理，由於馮奶奶愛吃，用食物誘導是不錯的方法，「奶奶趕快洗完澡出來，有準備您最愛的辣子雞丁喔！」果然訂了目標後，原本冗長的洗澡時間減少了二十分鐘。

過往遭欠錢不還　心底埋下怨恨種子

馮奶奶病程進入中度失智後，妄想變得嚴重，會向主管申訴：「我的床邊經常會有螞蟻排成一列移動，都沒人來打掃嗎？」「這個員工不能用，趕快把她換掉！」實際查看寢室後，告知並沒有發現螞蟻，馮奶奶會換另一個態度告狀：「哼！這個賤人，竟然趁你們來檢查前先把螞蟻弄走，真是太壞心了。」

語氣透露出蔑視鄙夷充滿不屑，這些行為與負面態度，不免令同仁受挫傷心。

令人疑惑的「螞蟻事件」層出不窮，又不能當面戳破，如果無法要求失智者改善，就從調整自己下手吧！掌握「勿爭辯、不糾正、少否定」的原則。馮奶奶在表達需求上不像以往流暢，但刻薄語言同樣讓人沮喪及生氣，只能偶爾區隔開工作同仁，讓照顧者也得到喘息空間。

為什麼馮奶奶對住民笑臉迎人、對照顧同仁卻滿懷怨恨呢？跟家屬細談後發現，她曾經籌錢幫朋友度過難關，卻遭欠錢不還，以和為貴不追究，但是已在心裡埋下不信任的種子，因為疾病而把情緒投射在特定的機構人員身上。失智者常「沒來由」地錯認、誤認，其實跟過往經歷有關，如果當下不知道該如何緩解失智者的情緒，身段放軟，順著對方，稍晚再嘗試別的方式，硬碰硬只會把場面弄得不可收拾。

大部分的失智者，都會因為病程而漸漸失去往常的活力，變得愈來愈安靜，輕中重度每一期的退化時間不一定，最終自我照顧能力幾乎歸零。失智者在大腦混亂的狀態下，會反映在接觸周遭人事物的行為上，照顧者一開始就要很清楚地讓失智者知道彼此角色，例如不斷告知馮奶奶照顧人員的名字，介紹機構同仁的資歷背景以及舉辦的課程活動，藉由持續並反覆的提醒，幫助他們辨識時間、周遭環境、人物及事件，減少問題行為的發生。

QA 解密

解密專家：
王寶英

Q：失智者為什麼愛生氣、愛罵人？

A：因為腦神經退化，負面情緒的忍耐力、感受力也變低，自控能力跟著減弱，容易誤解或妄想別人的語言，變得易怒，照顧者注意重點：

- 換位思考，失智長者還能罵人，表示體力不錯，而且無損說話能力，引導聊喜愛的話題。
- 以堅定的態度安撫其情緒，建立現實導向，試著轉移注意力，讓失智者分心而停止謾罵。
- 失智者有時會因害怕、困惑、疲倦或外在環境產生情緒變化，多了解他們喜歡和討厭什麼，有助於回應失智者。

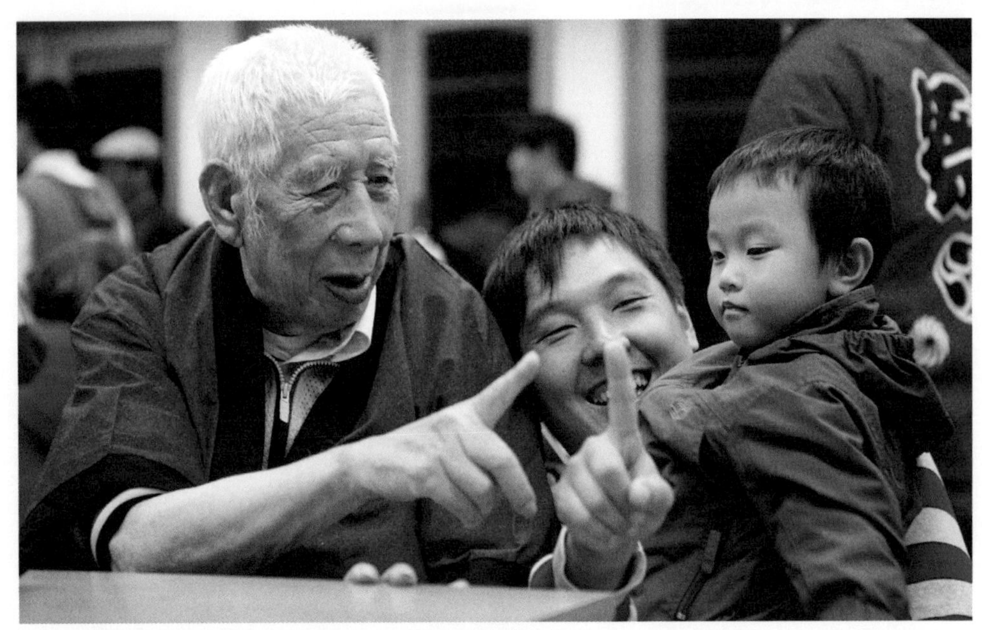

了解他們的喜好有助於回應失智者（示意圖非當事人）。

關鍵補腦

糖尿病與失智症

糖尿病控制不佳，會提高失智症的發生率，尤其是罹患血管型失智症。失智症合併糖尿病更要注意日常飲食，避免失智者三餐不正常，影響血糖值。照顧原則要注意定時定量、攝取足夠水分、食物均衡多樣化、低油低鹽低糖，並維持用餐環境的舒適安靜。

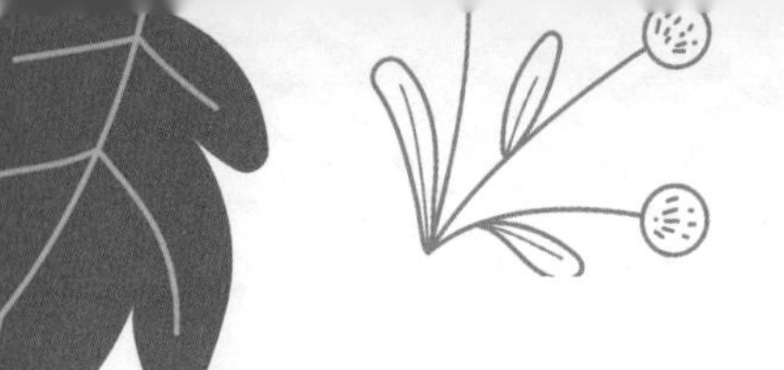
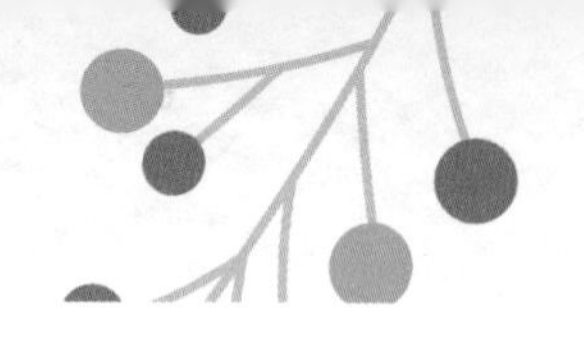

解鎖密碼22 花園散步談天

老兵失智悲歌 防範敵軍來襲

「這裡會不會有共產黨打來？」尹伯伯問。「伯伯你放心，我們這裡很安全，絕對不會有人打過來。」照服員耐心回答。尹伯伯是效忠國家的老兵，罹患失智症後，錯認妄想會遭到共軍攻擊，機構照護人員用同理心陪伴輔導。

使用服務：

□老人服務中心
□失智社區服務據點
□社區整合型服務中心（A單位）
□居家服務
□日間照顧中心（日照中心）
■失智老人養護中心（住宿型機構）

失智者病程：

■輕度
■中度
□重度

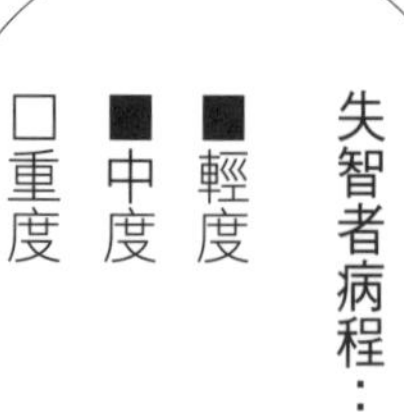
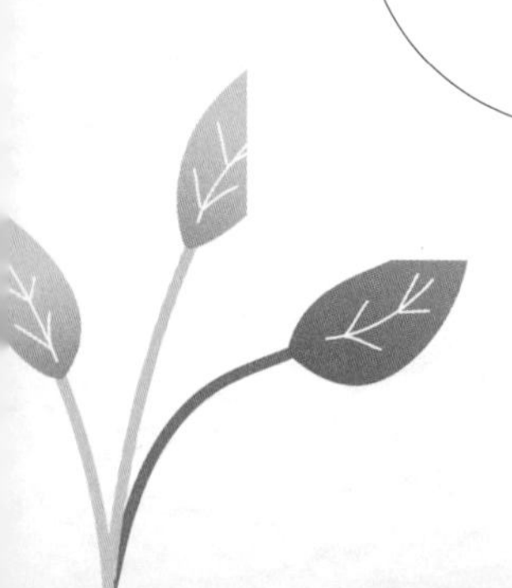
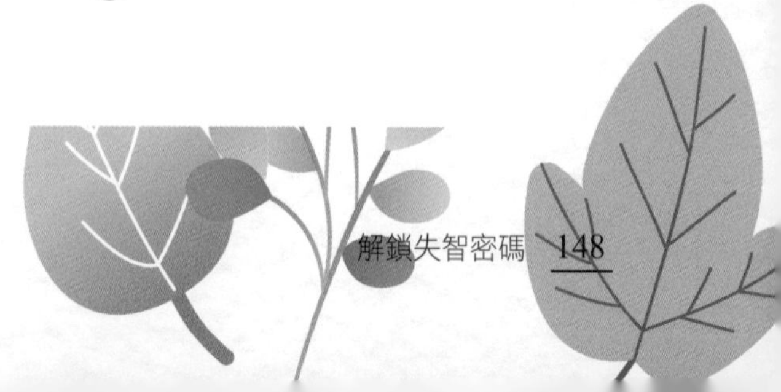

神情嚴肅、不苟言笑的尹伯伯，年輕時經歷過戰爭風聲鶴唳的年代，即使戰事早就結束，仍無法揮去陰影與悲痛，常常將「保密防諜、人人有責」掛在嘴邊。罹患失智症後，不時嚷嚷著「共軍要打來了！」錯認妄想造成家人困擾。

尹伯伯腦中記憶停格在「空襲警報不可有一絲光亮」的肅靜氛圍，家中必須保持安靜，媳婦受不了下班後回到家，發出任何聲音都動輒得咎，孩子還小，難免哭鬧，也經常被斥責，她跪著請求聖若瑟失智老人養護中心：「我的生活快毀了，拜託讓我公公住進機構。」

家人取得共識將尹伯伯送至機構，交給專業的人員，減輕照顧負擔，雖然這是不得已的決定，但選擇機構不代表「放棄」，而是平衡彼此的生活。

一對一陪伴輔導 搬出移心大法

尹伯伯入住的第一天晚上非常難熬，瞪大眼睛觀察房間四周，神色緊張，任何風吹草動都以為是共產黨要打來了，機構其他住民的談話聲傳來，也讓他以為有共產黨潛伏在身邊，甚至整夜未闔眼。

機構人員剛開始一對一陪伴輔導，每天用完晚餐後，就帶尹伯伯到花園散步聊天，放下對陌生環境的戒心，也試著引導他說出心中的話。由於了解個案曾為軍人的生活背景，絕不否定反駁他，用同理心安撫其情緒，再藉由其他話題或活動轉移注意力。這招「移心大法」沒有絕對公式，只能看當下的狀況隨機應變，照顧者要站在與失智者同一個位置看世界，慢慢緩和被害妄想的心病。

除了抹不去的共產黨陰影，尹伯伯的防備心非常強烈，總是擔心身邊物品被偷走，「這裡晚上很不乾淨，會有人輕手輕腳進來偷東西。」原來，夜間機構人員巡房時，會打開房間的櫃子清點物品，被尹伯伯錯認為是偷竊行為。

照護人員問他：「伯伯怎麼知道有人潛入房間呢？」尹伯伯答：「因為我都沒有睡啊，有陌生人進來我怎麼敢睡，真是一點都不能大意！」交叉詢問晚班人員，都說尹伯伯睡得很熟，其實他是假裝閉眼，內心非常恐懼。後來調整夜間巡房的時間和頻率，尹伯伯才卸下心防，不再懷疑有人要害他。

尹伯伯在機構住了好幾年，病程最後進入重度時，變得更沉靜，甚少說話，但在意識清楚時，不斷拜託已培養出深厚信任感的主任王寶英，耳提面命：「你要答應我，無論發生什麼事，絕對不能把我交給共產黨，我不是在開玩笑！」王寶英握住尹伯伯的手請他放心，把失智者的請託當成一種承諾，而非視為妄想的胡言亂語。

對失智者許下承諾 付出真心與關愛

後來尹伯伯住進安寧病房，王寶英仍惦記著尹伯伯，在某次私人出國旅行前，特別到醫院探病，在耳邊輕聲對他說：「身邊的人都是來照顧你的，沒有人是共產黨。」原本尹伯伯毫無表情盯著天花板的眼神，隱隱眨了幾下，似乎了解王寶英在說些什麼。

沒想到一返國，王寶英就收到同仁傳來尹伯伯去世的簡訊，一方面難過長輩的離開，一方面也欣慰自己遵守了對尹伯伯的承諾，讓對方生命的最後一哩路圓滿了。

王寶英回想整個歷程，失智者會出現程度不一的認知功能障礙，也會伴隨精神病症狀，妄想、錯認、幻覺，讓失智者產生防禦行為，但背後都有原因。當失智者把沒發生的事講得跟真的一樣，不要覺得失智者是在亂，可找出不適的原因，除了心理狀態，其他如身體疼痛、慢性疾病、環境吵雜，都可能是觸發行為異常的關鍵點。

每個人都是獨特、獨立的個體，失智者也是！王寶英從尹伯伯身上感受到人與人之間相處、信任的意義，疾病一點一滴帶走他們的人生記憶，但仍應以對待平常人的方式給予尊重，一句「我答應你」的承諾，道出失智者仍想被聽見關愛的心聲。尹伯伯過世好幾年了，每當想到相處過程，總覺得他只是一位平凡的老人，跟所有人都一樣需要安全感、歸屬感，重點是互動與陪伴。

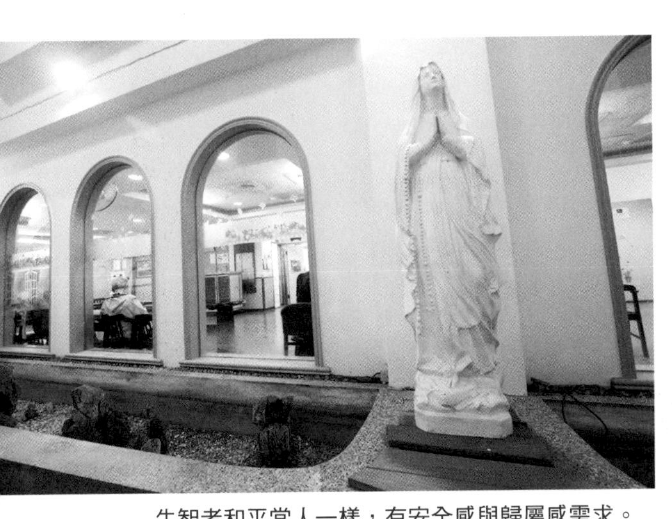

失智者和平常人一樣，有安全感與歸屬感需求。

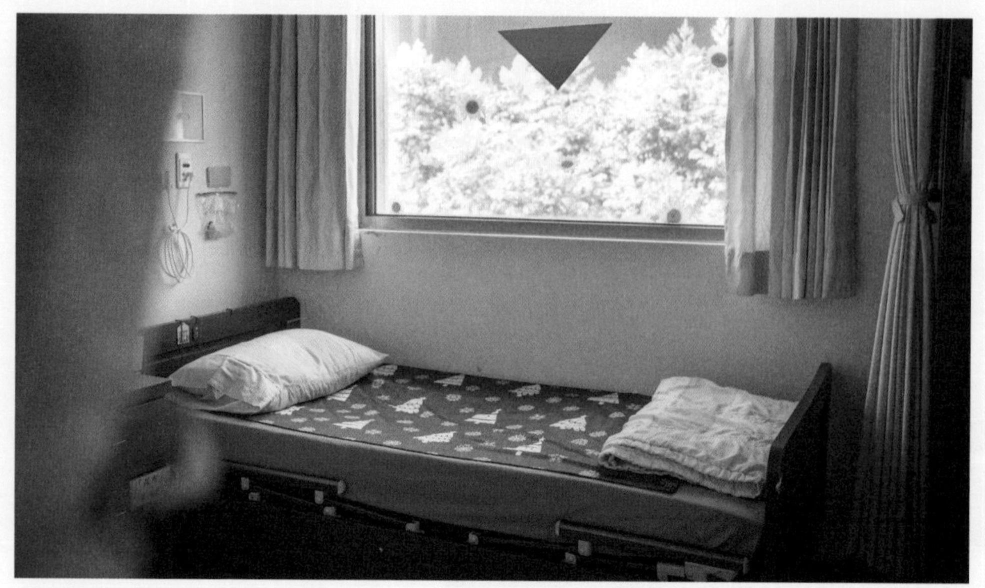

失智病程到了最後，身體功能嚴重退化，身心飽受折磨，安詳善終對失智者和家屬都很重要。

關鍵補腦

失智末期安寧療護

處於失智症末期的失智者，出現大小便失禁、失能臥床、吞嚥困難等，每次進食可能都因嗆到而變成吸入性肺炎，也容易發生泌尿道感染，增加死亡風險。要不要插鼻胃管？要不要急救？對家屬來說難以抉擇。失智症的病程到了最後，身體功能嚴重僵硬退化，身心飽受折磨，接受安寧療護是一種安詳善終，得到舒適與尊嚴，安寧療護對失智者和家屬都很重要。

QA解密

解密專家：
王寶英

Q：哪些原因會引起失智者易怒、躁動不安？

A：精神行為是失智症常見的問題，也最令照顧者困擾，其實妄想症狀有時會與現實狀態、生活經驗相對應，應試著理解背後的原因，有以下方法：

- 了解失智者過去的生活經驗、成長背景，才能同理為什麼堅持相信不存在的人事物，可能都是過往記憶與現實生活混淆。
- 觀察外在因素，周邊吵雜、天氣冷熱、交通堵塞等，都可能引起情緒起伏，甚至是憤怒、激躁等狀態。
- 失智者無法清楚表達自我，如果溝通不良易引發情緒反彈，可以類似故事接龍，多順著他們的話講，正面給予肯定答案，讓失智者「安心」。
- 檢查是否為藥物引起的交叉作用，失智者若有慢性病，另服用失智症的抗精神病藥物，可能造成副作用，應諮詢藥師及醫師。
- 突然太過於靠近失智者，會被錯認是不友善的行為；爭辯指責的語氣也會激怒對方。請保持語氣和緩，音量也要控制適中。

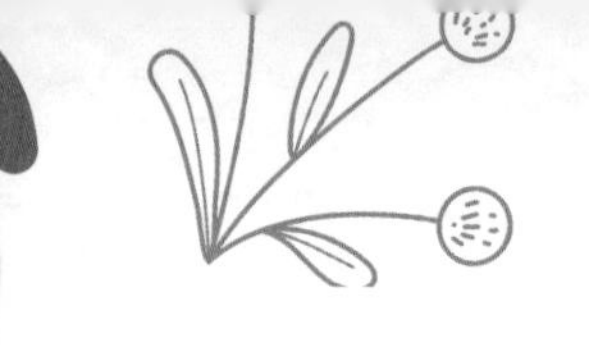
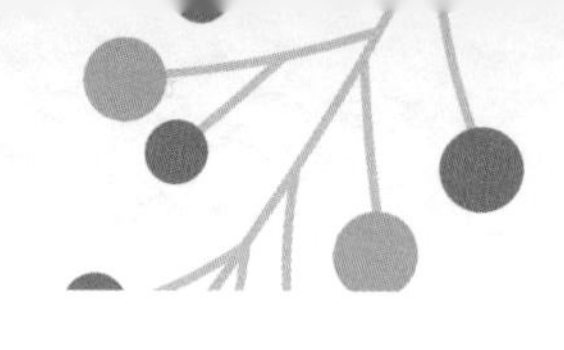

解鎖密碼 23 同伴日語交流

歐吉桑自認大老闆 老人囝仔性

失智者病程：
□輕度
■中度
□重度

使用服務：
□老人服務中心
□失智社區服務據點
□社區整合型服務中心（A單位）
□居家服務
□日間照顧中心（日照中心）
■失智老人養護中心（住宿型機構）

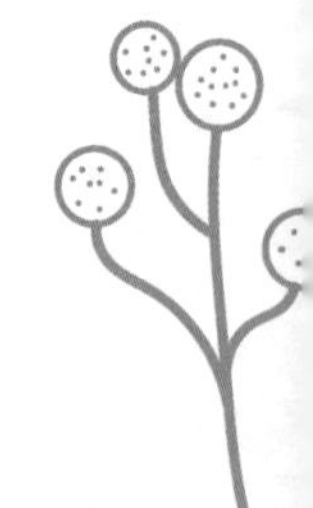

劉伯伯受過日式教育，年輕時研讀工科，憑著實力白手起家、打造事業，但即使曾在職場叱吒風雲，晚年也出現失智狀況。對家屬來說，照顧失智者是一條艱辛漫長的路，長期的體力和心理煎熬可能比失智者先倒下。

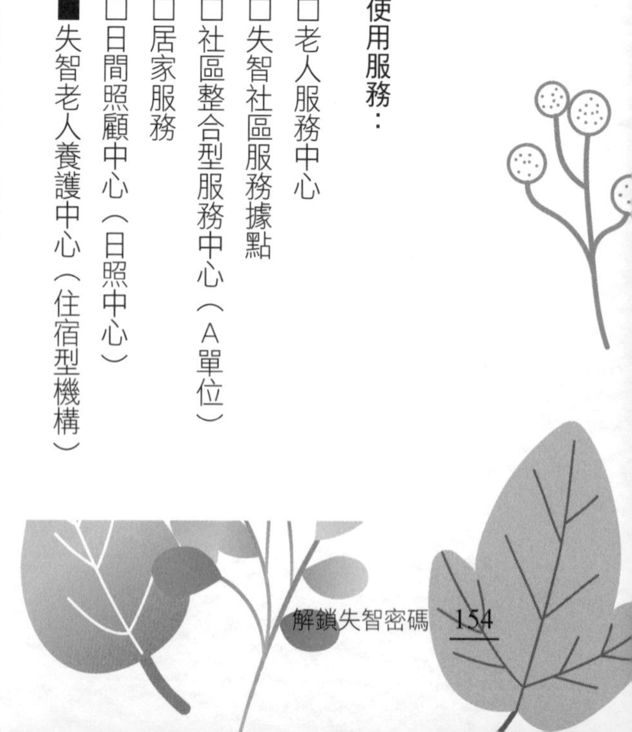
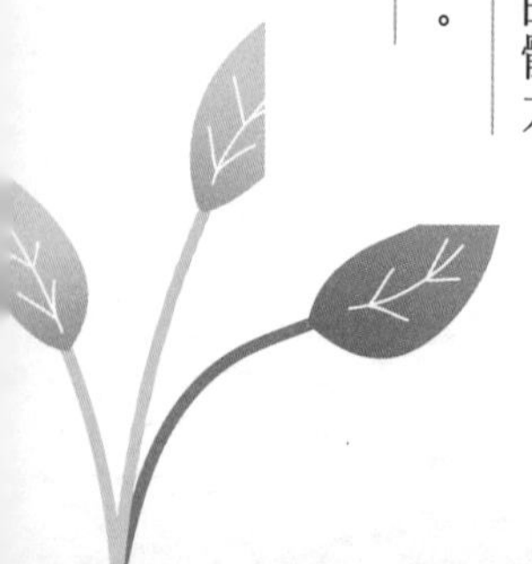

「爸爸，你快出來啊！機構的人來看你了，要幫你做一些檢查評估。」躲在房間的劉伯伯，與門外的人僵持了一個多小時後，機構同仁只能打道回府，放棄這次的訪視。

聽到人聲散去，劉伯伯帶著一絲諷嘲的語氣說：「怎麼來了一群不三不四的人，是不是想要騙我的錢？」女兒露出無奈表情，苦勸說服爸爸接受專業的照顧資源，「他們是來幫忙延緩你的病症啦，而且住進機構可以認識新朋友。」「我又沒有生病，不需要，再來煩我就要生氣了！」類似的對話無止境輪迴。

檢查評估進行得非常不順利，聖若瑟失智老人養護中心主任王寶英對女兒提出建議，不妨帶爸爸親訪機構，或是先使用日間照顧中心，參與多種主題設計課程，感覺有趣了，可能就不會那麼排斥。

結果劉伯伯不按牌理出牌，在預定行程排定之前就先到日照中心，所有人還沒準備好接應措施，男主角就自己華麗登場。經過幾次懷舊團體、肌力運動、藝術治療等活動，後來總算「拐」進住宿機構。女兒放下心中大石，感謝有人分擔照顧工作。

聽到日文問候　拋開緊張開心入住

劉伯伯住進機構的第一天，原本還有緊張不自在的情緒，遇上住民阿輝桑在門口用日語向他問好，劉伯伯一聽到他熟悉的日本問候語「空尼擠哇」（日安），馬上對陌生的環境放下戒心，不再抗拒機構人員的幫忙，開開心心入

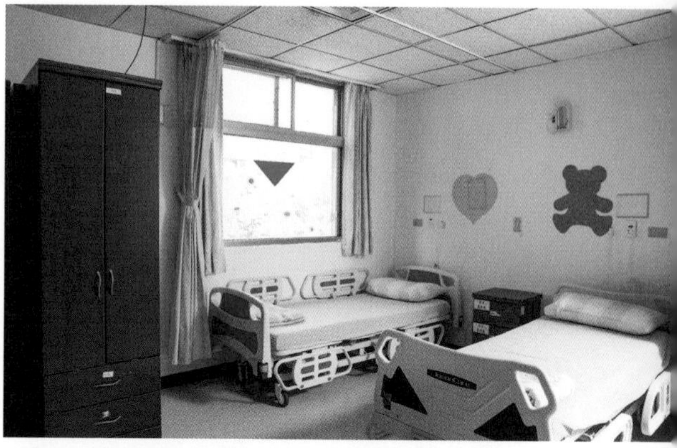

劉伯伯和阿輝桑一見如故，在機構裡幾乎形影不離，很快成為好夥伴。

住，彷彿喚起求學時期的住宿經驗。

劉伯伯和阿輝桑年輕時都接受過日式教育，年紀和背景相仿，交談起來價值觀也相近，兩位歐吉桑一見如故，很有話聊，在機構裡幾乎形影不離，很快成為好夥伴，總是坐在一起參加活動。

失智者不願意接受別人的幫助，也不想聽任何解釋，主要是「不信任感」，雖然也有可能是認知出現混淆，但只要找到重要的關鍵點，問題自然迎刃而解。關鍵點包含人事物，劉伯伯因為一句日文問候語而破冰，滿心歡喜住進機構，儼然在「同儕關係」獲得依附情感。失智者仍有情緒、情感交流，住進機構的新生活有了新的重心，從此，和其他的失智者結緣。

哪有女人負責機電？阿伯賭氣不接受

入住期間，劉伯伯也鬧了許多讓人哭笑不得的事，用「老人囝仔性」來形容再貼切不過。他本身有機電的背景，再加上大老闆親力親為的處事風格，一副高高在上的樣子在機構裡巡視及督導設備、電路管線等，言語間仍不脫老大的氣勢，別人禮貌性的點頭，他誤以為是員工跟老闆打招呼。

「今天辛苦了，有問題記得來跟我報告！」「角落有點髒耶，你們要多注意清潔，魔鬼藏在細節裡啊！被別人看笑話怎麼辦？」「你們做得很好，可是還有部分我不太滿意！」阿輝桑跟在一旁，兩人一搭一唱，看起來完全不像失智病友。

劉伯伯住久了，每天運動量足夠，也很認真上課，身體機能沒有嚴重退化，是個「聽話的學生」。只是有時候發現機構的設備損壞，會先跳出來發聲：「機電負責人在哪裡？到底是怎麼做事情？」王寶英機智回應：「就是我」，劉伯伯不可置信重複問了三次：「哪有機電負責人是女的！」覺得被騙，賭氣不理人，只跟阿輝桑講話。他的觀念還停留在以前男尊女卑的社會，女性不可能勝任主管職務，更別說是理工科系的領域，因此完全無法接受王寶英的回答。

賭氣的次數多了，劉伯伯的態度也漸漸放軟，接受「王寶英是下屬」，直接把工作分派給她，不斷叮嚀做事要認真。而他每天除了固定上課，其他時間悠悠哉哉在機構走來走去，完全把這裡當成自家工廠，極為自在。

有一次，來了一位坐輪椅的住民，劉伯伯又生氣了！「員工就是要有產能啊，你們招聘員工怎麼都不先篩選過，我要照顧這麼多員工很累耶。」王寶英只好又使出「政府公文」這招，請同仁膽寫照顧弱勢可申請企業補助方案，風波總算是順利平息，也趁此機會，扭轉劉伯伯對其他住民的同理心。

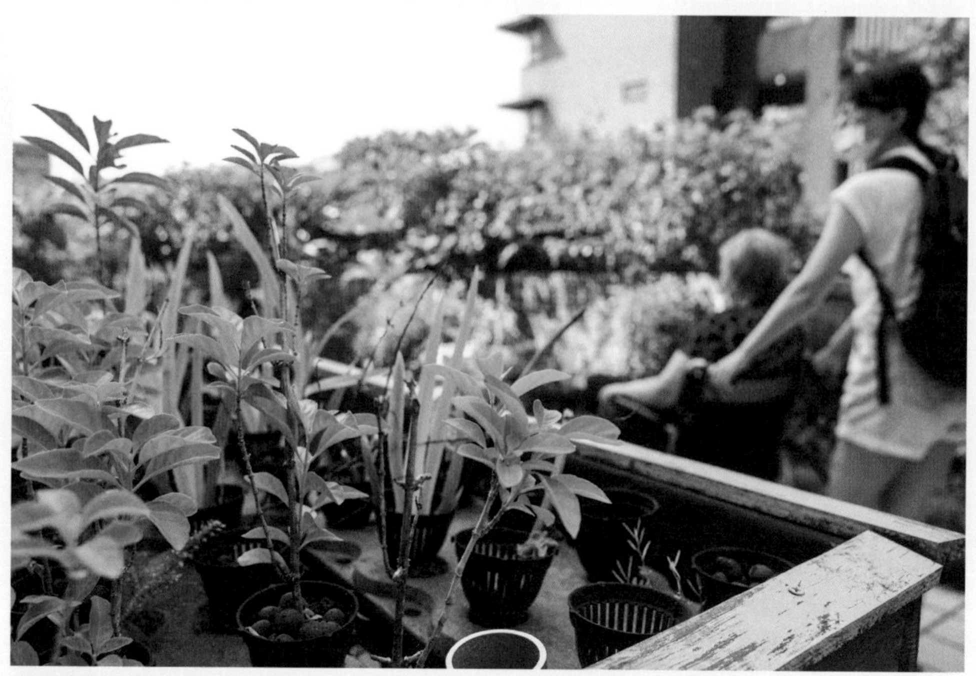

藉著懷舊治療，讓失智者回憶過去的生活經驗，增加語言表達、人際互動能力。

關鍵補腦

失智症 BPSD

（Behavioral and Psychological Symptoms of Dementia）

屬於精神行為障礙的「非認知症狀」，包括妄想、錯認、幻覺等，是照顧者最沉重的壓力負荷，常會不知所措。當失智者錯認家裡有不存在的人、錯認鏡中自己的影像是別人，可順著失智者的話回答，持續提供失智者安全感。行為問題處理可先採用非藥物治療，例如懷舊治療，透過回憶過去的生活經驗，增加語言表達、人際互動的能力。

QA 解密

解密專家：
王寶英

Q：家中沒有其他照顧者，失智者不想住進機構怎麼辦？

A：大部分失智者都不喜歡住進安養機構，害怕自己被遺棄、不再被需要，但若家中沒有照顧人力，就應該思考如何讓失智者得到更好的照護。有以下溝通方法：

- 用堅定、誠懇的語氣做有效的溝通，說明入住機構的好處，如：有專業人員照顧等。
- 善用機構物品勾起過去的美好回憶，試著找出記憶連結，幫助失智者適應。
- 安排失智者實地走訪，或是先參與日照中心的課程、短期試住機構，循序漸進地熟悉環境。
- 有耐心當一位傾聽者，讓失智者體會到照顧者的關心，不能只是強硬要求同意。
- 諮詢專業人員建議，藉著到宅訪視評估，了解失智者的日常生活概況，找出住宿意願的關鍵點。

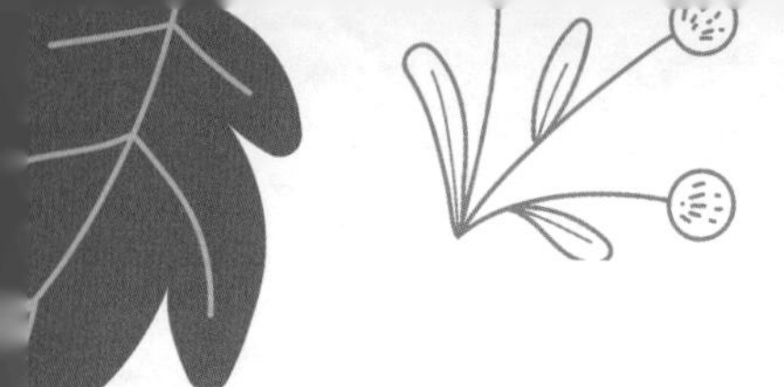
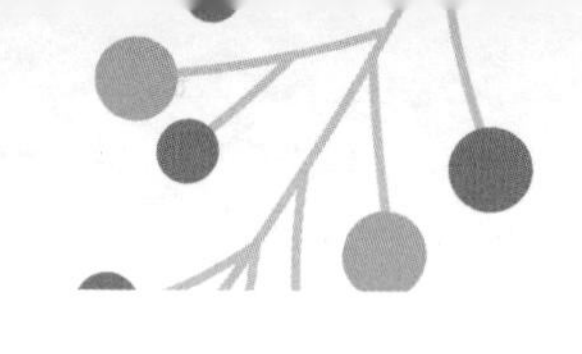
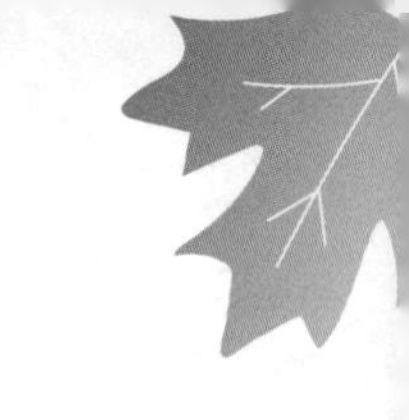

解鎖密碼 24 帶男友現場互動

女兒想圓夢 讓失智老爸參加婚禮

失智者病程：
□輕度
■中度
■重度

王小姐和男友交往一段時日，感情穩定發展，也論及婚嫁，但她卻不時面露愁容，心事重重，因為她不知該怎麼開口告訴男友：「我爸爸得了失智症。」她的婚禮，爸爸可以參加嗎……

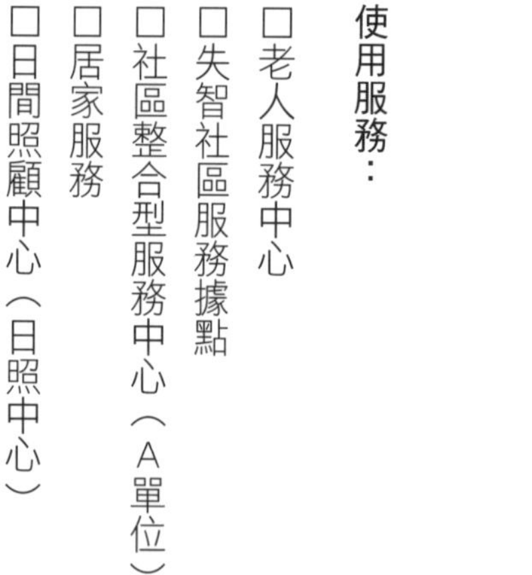

使用服務：
□老人服務中心
□失智社區服務據點
□社區整合型服務中心（A單位）
□居家服務
□日間照顧中心（日照中心）
■失智老人養護中心（住宿型機構）

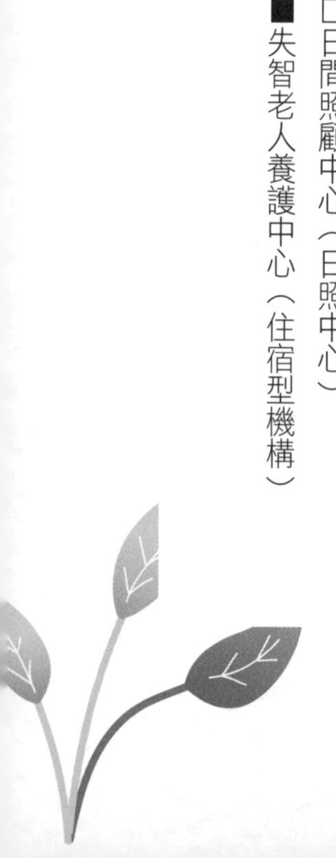
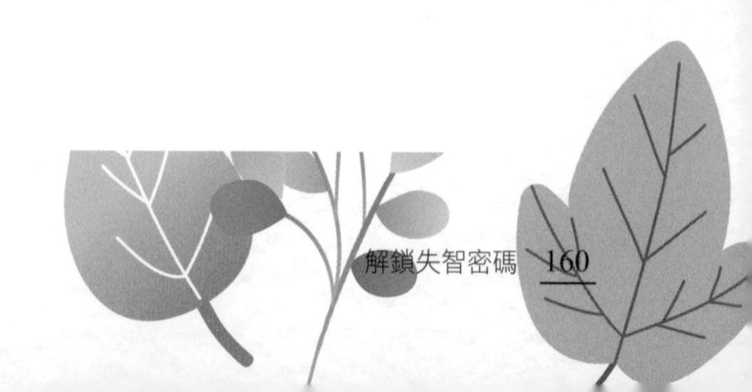

「今天是幾月幾號？」「現在幾點了？」「還有多久可以吃飯呢？」「我們什麼時候上運動課？」王伯伯不斷重複詢問，同樣的問題一分鐘問十遍，一天可以問上百次。機構同仁雖然好幾次被問到不耐煩，但看到王伯伯總是笑容滿面、謙遜有禮地說請問，所有的不耐又吞了回去，不厭其煩地回覆他。

「失智是一種疾病，要適時調整照顧心情，才不會被擊潰。」正向的話雖然中聽，但知易行難，面對失智者跳針般的重複提問，對照顧者來說是很大的精神壓力，心中只想大喊：「不要再問了！」與其消極重複應答，不如學著拿回主導權，主動掌握行為模式，才不會一直被牽著鼻子走，陷入無止境的問答漩渦。

重複提問如何破解 告示牌發揮作用

王伯伯問話客氣、舉止文雅，每當發生「重複性」行為時，如果對他大聲斥責，反而顯得像加害人一樣，團隊想出用引導提醒進行認知訓練。王寶英主任與同仁一起製作了牌子，當王伯伯問問題時，搶先一步指引他看牆上掛的「十二點吃午飯」、「下午兩點半上體適能」，並指向柱子上方的電子鐘、掛在窗邊的月曆。「你看到了嗎？現在是幾點呢？離午餐還有幾分鐘呢？」正面出擊得到超乎預期的效果，王伯伯會開心地講出答案，類似問題便很少再提。

到了中期失智症，和藹的王伯伯開始出現判斷力、自我生活能力下降，常常需要同仁協助日常大小事。女兒王小姐常到機構探視，關心病情衰退程度，有一段時間，王小姐面露愁容，心事重重。同仁耐心開導，王小姐終於吐露心聲，她有了交往一段時日的男友，交往之初，就一直思索該怎麼告訴對方「我父親失智了」。一般人聽到這病症都會恐慌，甚至害怕失智症會遺傳，王小姐擔心男友的反應。

王寶英給予誠實建議，失智者也只是生病的人，不妨直接帶男友來機構參觀，了解高齡社會的真實面，也許有一天，身邊的至親也會遇到相同狀況，一切以平常心看待，不需要太焦慮，或是隱瞞事實。幾番天人交戰，王小姐帶著男友前來探視，結果出乎意料。

王小姐的男友很有長輩緣，總是能哄爺爺奶奶開心，「今天的早操做得很好耶，動作都有跟上，是不是有偷偷先練習……」個性隨和開朗的男友，很快就融入機構這個大家庭，熱心當起志工照顧所有人。男友對於失智症的正向態度，讓王小姐放心了，但隨著兩人關係穩定，又出現另一個煩惱：我們要結婚了，很想讓爸爸參加婚禮，可以嗎……

陪失智者走完人生最後一哩路

王小姐即將步入婚姻的殿堂，多麼希望父親能夠參加，也曾想像過「爸爸把女兒的手交給新郎那一幕」，但失智者可能會有突發精神行為症狀，無法預料當天會發生什麼事。王小姐提出夢想清單後，王寶英百般思考，與同仁沙盤推演多次，婚禮當天賓客很多，王伯伯對環境不熟，如果失控該怎麼辦？新娘當天應該也沒有時間處理父親的事，一切只能交由機構同仁協助。所幸，日常陪伴王伯伯的同仁自願幫忙，陪王伯伯坐在婚宴席，參與女兒最重要的人生大事。

婚禮當天，流程一切順利，王伯伯似乎感受到隆重的氣氛，靜靜地看著新郎新娘進場、致詞，臉上也泛起淡淡的微笑。王小姐感謝婚禮圓滿，圓了自己的夢，不留遺憾。儘管沒有像戲劇上演「父親牽著新娘走紅毯」，但新娘已經很滿足。

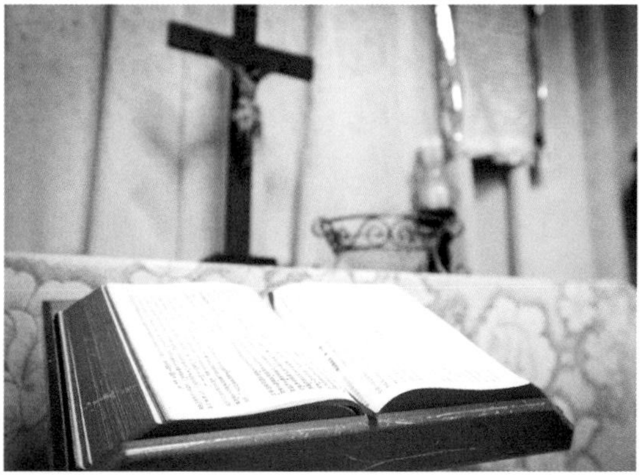

婚禮當天，流程一切順利，王伯伯似乎感受到隆重的氣氛，靜靜地看著新郎新娘進場、致詞。

後來，王伯伯因併發症住進加護病房，面對急救或選擇安寧的生命難題，王小姐陷入困境，「一個人要面對這些事真的好難！」王寶英安慰：「不會啊，我們都是你的家人，有事都可以商量。」一句話穩住了王小姐不安的心。

從罹患失智到臨終，機構同仁陪王伯伯走到最後。舉行告別式時，會場的遺照都是聖若瑟失智老人養護中心提供，拍了許多失智延緩課程、日常生活的照片。包括專心上課的神情、玩桌遊的開心笑容。人生最後一哩路，仍提供完善的照顧，撫慰家屬悲傷心情。

QA解密

解密專家：
王寶英

Q：失智者不斷重複問同樣的問題，該怎麼辦？

A：失智者因為記憶力、認知力衰退，常常重複發問，照顧者可能被問到不耐煩，產生負面情緒，應避免直接引發衝突，試著用其他方式轉移注意力，有以下方法：

- 不要急著回答，可以用反問的方式，讓失智者自己思考，口氣要和緩、表情要誠懇，不要覺得功能退化而放棄溝通。
- 同樣的問題，可以事先製作答案指示，在提問前讓失智者自己回答，可以養成規律的生活習慣。
- 建立穩定的生活模式，定時用餐、定時運動、規律睡眠，比較不會產生混亂的精神行為症狀。
- 了解失智者重複說的內容，若出現自責或較負面的言語，要注意失智者是否有憂鬱的傾向。
- 觀察失智者的視力、聽力是否異常，有時身體感官退化，會讓認知功能下降。

Q：家人被診斷出失智症，我有遺傳的風險嗎？

A：若家族有2位以上親人患有阿茲海默症（失智症的一種），罹病機率比一般人高出3倍，但不一定會發病，先注意5重點：

- 失智症有多重致病因子，不良的生活習慣是發病主因，另要注意腦部創傷、心血管疾病。
- 只有小於5%是因阿茲海默症的基因而發病，年輕時就要做好健康管理。
- 失智症多好發於65歲以上，但發病前的15至20年，腦部已慢慢累積β類澱粉蛋白斑塊。
- 年輕時就要避開菸酒、肥胖、三高、不良生活習慣等危險因子，均衡飲食、規律運動。
- 早發型失智症跟家族遺傳有較高關聯；中風導致血管型失智症跟家族生活習慣相關。

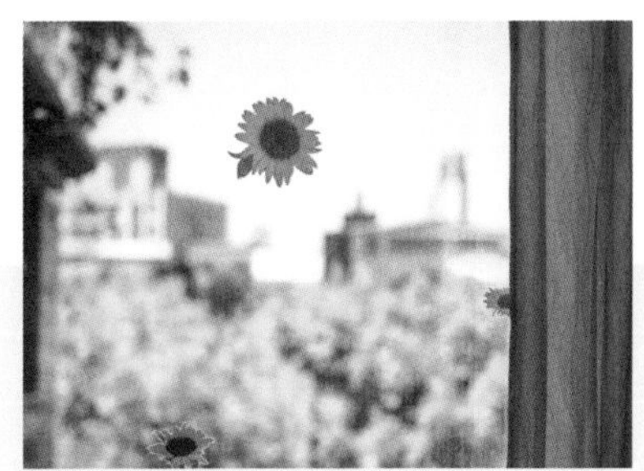

聖若瑟失智老人養護中心。

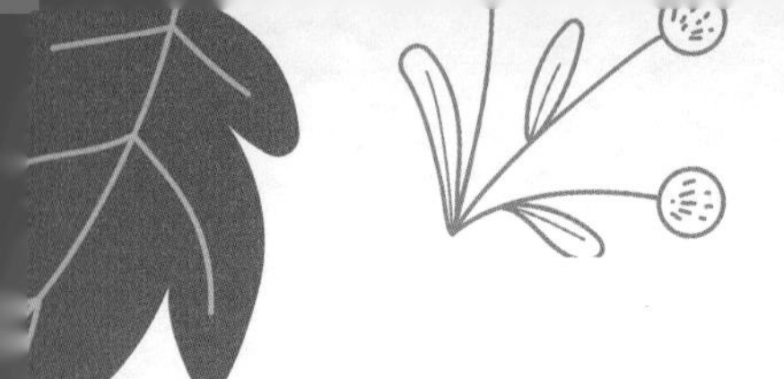
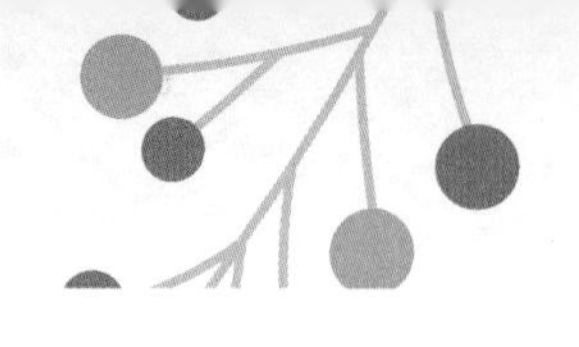

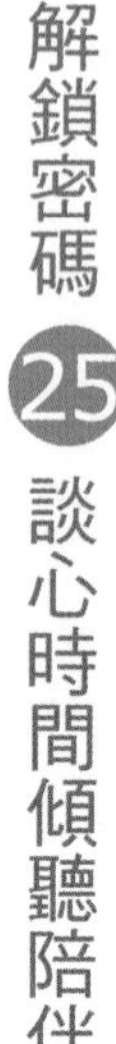
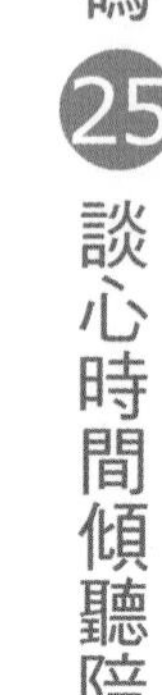
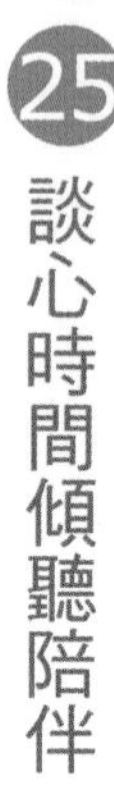

解鎖密碼25 談心時間傾聽陪伴

大家怎麼不見了？媽媽的陰暗幽谷

使用服務：

□老人服務中心
□失智社區服務據點
□社區整合型服務中心（A單位）
□居家服務
□日間照顧中心（日照中心）
■失智老人養護中心（住宿型機構）

入住機構，也許是分擔家屬照顧壓力，也可能隱藏有不得已的苦衷，當子女都要承擔家計，將長輩送去機構得到完整照護，比獨居在家安全。遇到特殊的團圓飯場合，失智者稱機構為「家」，工作人員心中泛起一絲絲暖意。

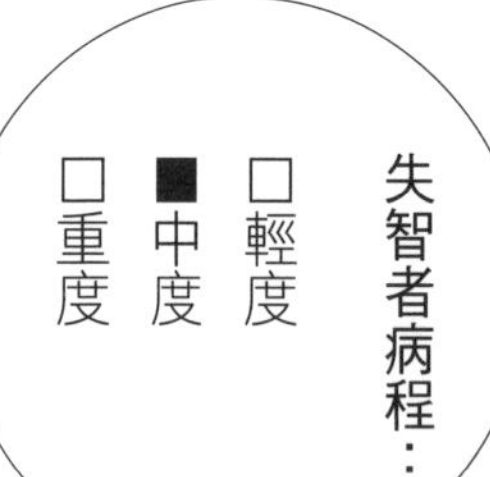

失智者病程：

□輕度
■中度
□重度

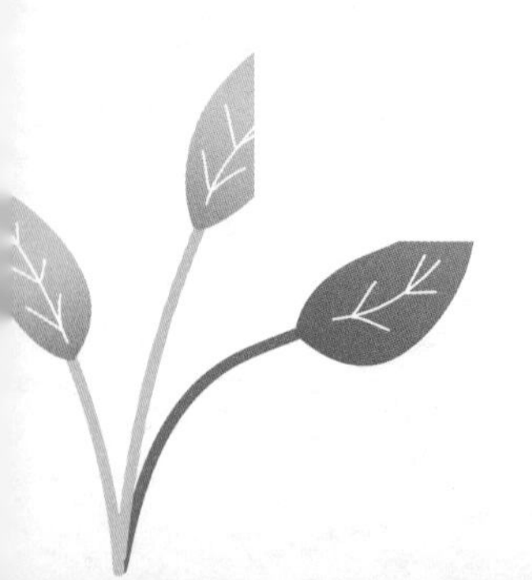
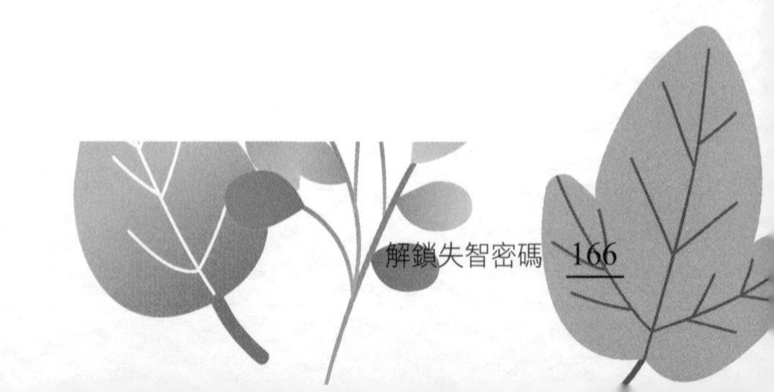

喀啦一聲，徐家兄弟在機構門口前停好YouBike，小心翼翼從包包裡拿出一疊錢，露出靦腆的笑容，「這是我們的一點小心意，不多，請你們收下。」聖若瑟失智老人養護中心主任王寶英謝聲連連，「這麼多年了，謝謝你們一直默默付出。」兄弟連忙致意，「這是應該的，媽媽在這裡住了二十多年，受到這麼多照顧，最後安詳離去，還叨擾大家辦喪事，只能聊表心意，實在不足掛齒。」失智者家屬的善行已經堅持了十多年，固定在聖誕節前夕過來，化身友善天使，為機構同仁加油打氣。

二十多年前，兩兄弟的事業經歷產業盛衰，生活捉襟見肘，母親的健康也出了狀況，被診斷出輕度失智。兄弟討論過各種照顧方法，決定送到機構接受專業照護。怕母親有被遺棄的想法，不斷安撫：「媽媽，我們沒有不要你，只是公司出了問題，需要在外頭跑來跑去，不放心你一個人在家，等穩定下來就去接你。」老母親點點頭，人生七十的轉捩點，是從住了幾乎一輩子的公寓，搬進聖若瑟失智老人養護中心。

兄弟送媽媽入住 經濟窘迫繳費難

兄弟倆把母親送來機構時，滿是愁容拜託機構多關照，一部分是對母親的養育虧欠、一部分是擔憂無法按時繳交住宿照顧費用。「我們遇上了一些困難，先付這筆錢表示誠意，之後會按時繳交，再麻煩了。」王寶英看出兄弟的窘迫，沒有當面拒絕，也看到老婦人在一旁低頭不語，像是做錯事的孩子般微微漲紅了臉。

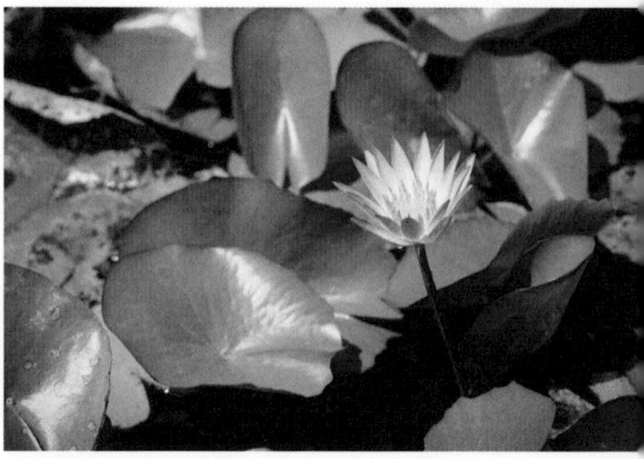

失智者不說，並不代表不知道人事物的改變。

「沒關係、沒關係，放心交給我們，我帶徐媽媽去她的房間，以後有什麼事情都可以討論。」這一住，徐媽媽成了機構年資最久的住民。然而，兄弟初期繳費還算正常，後來常會接到道歉電話：「對不起，最近資金周轉有些困難，再寬限一段時間好嗎？」偶爾則會完全斷了音訊。

或許是長年任勞任怨的個性使然，徐媽媽溫和細心、樂心助人，常主動幫忙機構的大小事，尤其是有新住民加入時，她都會釋出溫暖善意。「我覺得徐媽媽知道家裡的經濟困境，所以她用自己的方式回饋，包括打毛衣響應愛心義賣活動。」

王寶英稱讚徐媽媽的編織手藝，作品吸引民眾搶購，銷售率非常好。偶爾辦理手作編織課程，也請徐媽媽擔任講師或助教小幫手，她樂於貢獻所長的模樣，完全看不出得了失智症，「雖然他們的記憶失落了，但技能專長仍在，本質還是完整的人！」

住了好長一段時間，住民來來去去，徐媽媽始終笑臉迎人，主動伸出友誼的手。有一回，同仁夜晚查房時，發現她不尋常的舉動，整個人瑟縮在棉被裡，叫她好幾聲都沈默不回應。機警的護理師建議帶去看診，當時醫院安排心理師諮商，聽得出來憂鬱的原因是朋友的離開。「徐媽媽住四人房，室友換人頻繁，她很失落朋友的離開，恐懼機構很可怕，覺得住在這裡會消失不見。」王寶英很震驚，多數人以為失智者對外界事物漠不關心，其實他們只是難以適切表達。

學習告訴失智者事情真相

醫師診斷，徐媽媽可能是失智症合併精神疾病，機構同仁應該學習告訴她一些事情真相，而非當成小孩互動的方式來對待。王寶英反思，之前住民生病送醫或家屬接回家照顧，甚至有些失智者併發症離世，對徐媽媽都只是輕描淡寫帶過，沒有考量到會對她產生心理陰影，太低估失智者的敏感心思。「大家都不見了！」陰影長期潛抑於個人意識，又沒有抒發管道，徐媽媽很困惑為什麼室友不斷離開且沒再回來過，無形的壓力讓人喘不過氣來，所幸及時發現，沒有造成憾事。

經過這次事件，王寶英認為機構不只有生理的照顧，也應包含心理層面的需要，「他們雖然不說，並不代表不知道周遭人事物的改變。」為此增加談心時間，請同仁多多傾聽陪伴，降低對「生病、死亡」的焦慮。

徐媽媽住了很長一段時間，在機構終老，也在機構辦理後事，兄弟倆在母親過世後，努力工作償還住宿費用，每個月固定捐款，還參加「照顧服務員專業訓練課程」，彼此間的相處有如另類家人，是最強力的後盾。

QA 解密

解密專家：
王寶英

Q：失智者情緒低落該怎麼辦？會有哪些行為症狀？

A：失智者常有明顯的情緒變化，病症初期，失智者尚有病識感，容易察覺周遭事物變化，易有明顯的憂鬱、恐懼及悲傷。

- 失智者的思緒飄忽不定，好像到了另一個時空，分不清真假、時間點，要理解產生情緒的原因，才能有效溝通回應。
- 對失智者來説，所有事物都是事實或感覺，不與之爭辯真假，先傾聽他講述的內容，讓他抒發情緒。
- 不論發生什麼事，可試著告知失智者內容與處理方法，讓他提升自我的存在感，而不是被當病人對待。
- 走進失智者的內心世界，聊過去的生活經驗、了解他恐懼的事物，如果沉默不語或暴躁抗拒，先讓對方獨處安靜。
- 觀察失智者的三餐食量、日常作息，若出現異常，可回診請醫師協助找出原因或轉介心理治療。

權威重磅登場
×
名人交心時間

一天24小時，但有人用「一天36小時」來形容照顧失智患者的煎熬。「我有一天會失智嗎？」「我也許會需要照顧失智的家人？」越來越多人有這樣的擔憂，這個章節請到11位專家和名人分享他們的專業觀點和經驗，讓您更了解失智症和失智照護的各種面向。

權威重磅登場／識能教育

推動失智識能教育期望全民投入

打破失智症的刻板印象，喚起年輕世代對失智症的認識

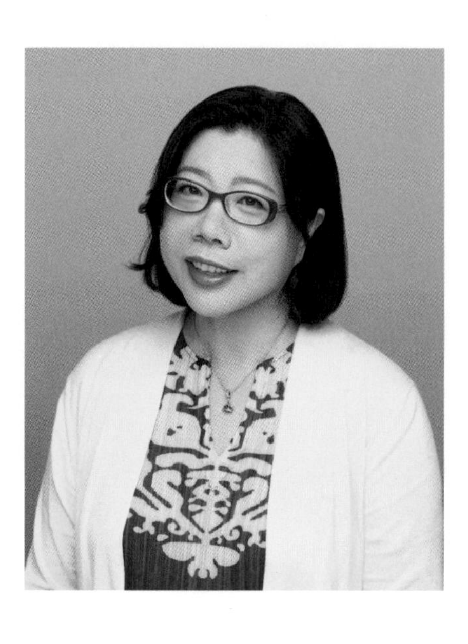

郭慈安
中山醫學大學附設醫院
失智共同照護中心副院長

在一次社區演講結束後，一名大學生向我走來，訴說著畢業後無法投入職場，必須在家照顧失智症祖父母的辛酸。台灣兩年後會迎來超高齡社會，卻已面臨照顧缺口，照護人口直接下修到孫子輩，年僅二十出頭、本該是社會新鮮人的世代。

美國三年多前曾發布一份全國報告，兩千年出生的千禧世代，現在約二十二、二十三歲的大學畢業生，有六分之一的人會在三十五歲前成為失智症照顧者。回頭來看國內人口老化的速度及人口結構變化，狀況有可能比美國更令人擔憂。

日本同樣面臨年輕一代畢業後無法銜接職場，生產力延遲的危機。多達上萬名三十歲世代的履歷上一片空白，能

寫的僅有曾經身為照顧者的經歷，他們錯過了新鮮人的職訓機會、不敢參加大學同學會，被迫退出社會。

這就是我六年來，堅持開設大學生失智識能教育課程的原因。人口快速老化的浪潮下，年輕世代必須盡快認識失智症，當他們未來進入到不同職場，才能發揮專長應對失智者，如：銀行員能協助失智者注意詐騙；律師能注意財產侵占問題等，培育未來人才建立失智識能，邁向失智友善。

學生創意無窮 加入失智症倡議

我從二〇一七年開始在大學開設失智識能行動倡議工作坊，教導學生認識失智症，邀請失智者與照顧者分享心路歷程，讓學生學習如何行銷健康議題並透過行動方案進行倡議，以跨科系小組為單位完成作品，六年來已累積到九十件作品，年平均修課人數約七十至八十名。

學生的創意無窮，有小組將自己與失智症阿嬤的故事做成繪本，到小學進行宣導；有學生在校內舉辦展覽，擺放失智者的照片，讓大眾理解看起來有如一般人的失智者，當出現行為挑戰時會變成另一個模樣；或將失智識能透過桌遊大富翁呈現，或做月曆、圖卡等對大眾進行倡議。

我告訴學生，倡議的精神，是你相信這件事對人類有所幫助，是件好事，用自己的方法說服他人，讓他人也相信並支持。倡議要走進社區、進入家戶，很多學生從被拒絕、挫敗到修正方法，鼓起勇氣再嘗試並克服。不少學生後來

權威重磅登場

識能教育

的反饋是，這種社區巡走的倡議方式讓他們成長、反思，也克服了許多心理障礙。

學生們的作品可歸納成四個主軸，第一，打破失智症的刻板印象；第二，失智識能；第三，關懷照顧者；第四，喚起年輕世代對失智症的認識，反思失智症與自身的關係，並將失智症提升為全民議題。

其實不僅大學生，要做到失智友善社區，識能教育需擴及全年齡層。舉例來說，日本學校教導小學生如何辨識走失的長輩，並尋求警察或大人的幫助。由於小學生放學時間是下午四、五點，有些失智者此時會有黃昏症候群遊走的症狀，小學生就能幫忙做到協尋。

國中生能利用周末到社區陪伴長輩做認知促進活動，如：數獨、益智遊戲、桌遊等，增進祖孫樂；高中生能幫忙尋找失智症資源、陪伴長輩就醫或寒暑假陪同長輩到據點參加活動。

醫療路徑不明 沒有萬用的治療公式

之所以需要失智識能教育，是因到目前為止，我們還很不清楚失智症的醫療路徑。癌症的醫療路徑以期別區分，有化療、手術、放射線治療等；中風病人則為了避免癱瘓會進行復健，治療路徑是清晰的。

唯獨失智症無論是阿茲海默症、額顳葉型失智症等，治療路徑跟個人的生命歷程有關，非藥物治療的環境、活動設計等，必須與病人的生命歷程綁在一起，病人才會有興趣投入其中，沒有一套萬用的治療公式能適用在所有失智症病人身上。

人口快速老化的浪潮下，
年輕世代必須盡快認識失智症，
當他們未來進入到不同職場，才能發揮專長應對失智者。

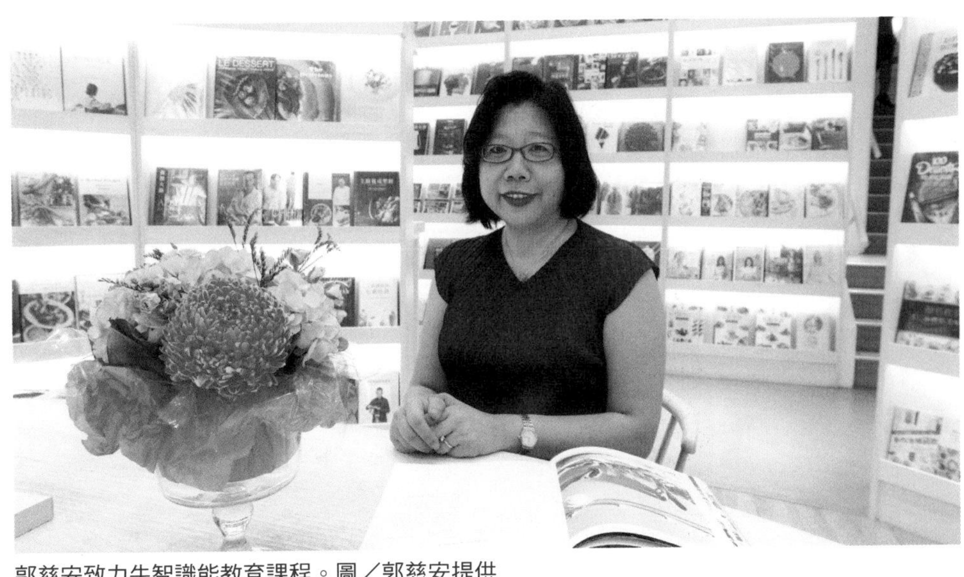
郭慈安致力失智識能教育課程。圖／郭慈安提供

教課過程中，我發現學生對失智症有不少刻板印象，照顧者也是。有些照顧者在家人一確診失智症就急著找外籍雇傭，但外籍看護在文化、語言上對失智者最為不利，他們無法跟病人聊過去、懷舊，缺乏讓腦部有社交氛圍的刺激。進入社區據點參與活動或課程，唱歌、看表演、跳舞，反而更有幫助。

我鼓勵照顧者上課，隨著病程改變，照顧者需要知道不同階段要使用哪些資源，才能做到精準照護。

為了讓學生和照顧者認識失智症，我每年會以天主教失智老人基金會製作的電影為教材，以淺顯易懂、接地氣的方式認識失智症，學生很快就能進入情境，照顧者看完後也獲得力量，期待未來每年基金會的電影和健康意識推廣。

權威重磅登場／去標籤化

打造失智友善去標籤化

失智友善的氛圍，可以建立在高齡友善的基礎上

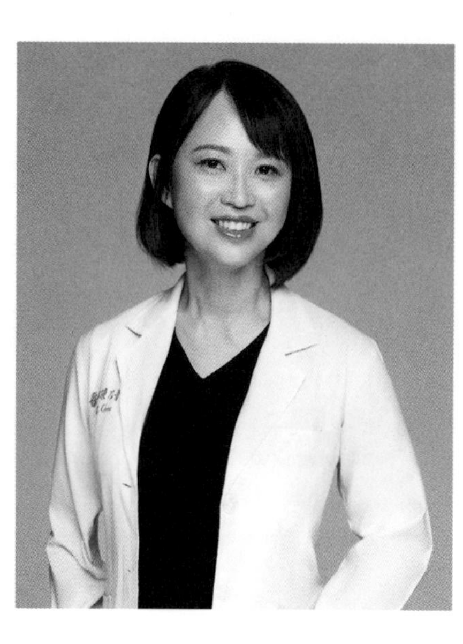

陳乃菁

陳乃菁診所院長

失智症人口逐年增加，我常想像二十年後的台灣，總人口數可能下降到兩千萬人，其中約百分之四十，相當於有八百萬人是長輩，其中又有百分之五至十為失智者，粗估約有八十萬名失智症長輩，只要走出家門可能就會遇到。那時候的失智照護，應該無法將失智者都關在家裡或是一對一看管。

因此，我認真推廣失智友善社區，就是希望失智者不再需要一對一的照顧與「關」愛，希望讓他們能被信任、自然地生活在社會中。然而，我在企業和民眾面前推廣失智友善社區時，常聽到他們說：「沒在外面看到過失智者。」關於這一點，須回歸到社會及照護者的觀念，把失智者侷限在特定的環境裡照護，是目前普遍的作法，如：居家或養

護機構等。家屬擔心失智者迷路而減少他們外出的機會，使得失智者愈來愈少走出戶外。就算出門，也有家人或是外籍移工陪伴。

失智者常被貼上標籤，被認為無法勝任或完成任何事，需要一對一個別照護，被當成做什麼事都不行的一群人。但其實極輕度的失智者不太會迷路，若持續被限制在家裡不出門，時間久了，可能就真的找不到回家路了。

失智者也有自主意志和感情

對比歐洲國家，失智者不被標籤化。超商、電影院、銀行工作人員被訓練如何辨識並正確對待失智者。讓他們能自在地生活在環境裡，像沒生病一樣，獲得應得的尊重及友善對待。

失智者當然有自主意志，同樣希望表達意見、做想做的事情。但是，我在診間常聽到家屬抱怨，「為什麼爸媽都不聽話？」這時我會反問，從小到大父母總告訴孩子要培養判斷力，邏輯思考去明辨是非，再決定要不要聽話。然而人一旦老了、腦力退化了，有一天就要照單全收，變成聽話的老人，這件事並不合理。

雖然罹病，失智者仍努力用他僅有的智慧去判斷是非，他們有自己看待世界的方式，有感情、也能感受到是否被尊重、被剝奪及忽視。當家人用不同的眼光和態度對待他們時，即使沒有身體上的挨打，一旦持續被投以無能、辱罵、冷淡、放棄等眼光、態度和言語時，失智者也會受傷。長久下來累積的多重傷害，失智者有時候會忘記詳細事

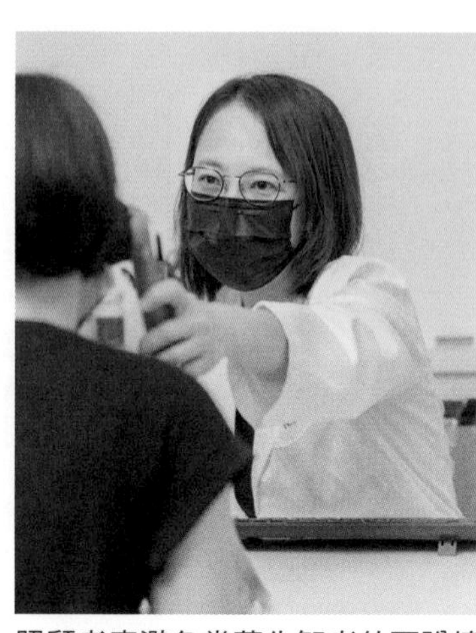
照顧者應避免當著失智者的面說壞話。圖／陳乃菁提供

件，但卻記得情緒。情緒累積讓他們變得容易憤怒，可能會增加照護難度。

我有一名病人是八十多歲的阿嬤，會跟照顧者一起回診，當照顧者說明阿嬤的病況時，會直接說阿嬤的壞話，惹她不高興。一回家阿嬤就生氣、丟東西胡鬧，長久下來照顧者身心俱疲，自己也確診罹癌，結果並不好。

反觀另一名病人的照顧者，顧及失智者的感受，將病況全寫在紙上，讓醫師閱讀，避免在病人面前批評或抱怨，減少了彼此的爭執。

我們不要認為失智者的想法都是錯的，家人與照顧者要與他們溝通、家人之間也需溝通並學習用合理的態度去應對，尊重失智者的想法和作為，讓失智者感受到自己跟家人是站在同一陣線，減少他們產生被忽視、控制和安排的感受，試著建立起信任。

家有一名失智者 就是全家人的事

舉例來說，有些失智者拒絕去日照中心，家人就逼他們去，失智者可能會產生自己被趕走、家人不愛我的感受。為了降低他們的不舒適感，初期家人可陪同失智者一同參與課程，當他們適應且能自己上課後，陪伴者再回家。

家有一名失智者，就是全家人的

帶著我們的下一代和睦地陪伴失智者走完失智症的路，從中認識失智症並培養新生活模式，做到預防，避免下一代陷入照顧壓力，建立起良善的健康循環。

事，照護雖辛苦，不妨想成是一個可以重新修復家庭關係的機會，觀察失智者的生活模式。也觀察主要照顧者的狀態有沒有需要被支持等，萬一臨時需要幫忙主要照護者時，也不至於手忙腳亂。另外，需謹慎小心地凝聚家庭情感，避免長期照顧壓力及觀念不一致的衝突下，產生家庭失和、崩壞的後果。

除此之外，帶著我們的下一代和睦地陪伴失智者走完失智症的路，從中認識失智症並培養新生活模式，做到預防，避免下一代陷入照顧壓力，建立起良善的健康循環。

友善不只有在家庭內，也要做到社區。我們的社會需要真心理解何謂老年，老人聽不清楚、看不清楚、走路慢、遇到狀況的緊急應變力較差，當懂得關心與尊重，就能在適當的時候，放慢步調讓失智者一起互動。而失智友善氛圍，可以建立在高齡友善的基礎上。

例如，當看到不知所措的長輩時，比起直接問他是否得失智症，不如問：「你家在哪裡？」、「剛剛去哪裡？」若長輩說不出家在哪裡或無法表達完整句子，反問長輩需不需要幫助，協助帶他到里長辦公處或警察局，藉由簡單的問句判斷長輩是否可能為失智者，培養敏感度，是全民都應具有的技能。

從年輕開始學習與大量的長輩相處，是因為未來的社會，可能八十歲長輩們大半很健康，可持續在職場上服務，但視覺、聽覺、反應力退化了。當職場人們都已有兼容並蓄、充滿彈性的準備，是未來超高齡社會的美好願景。

失智高危險群 幸好哲學 快樂老後

爸媽姊姊都罹病，體悟最好的失智症治療是預防

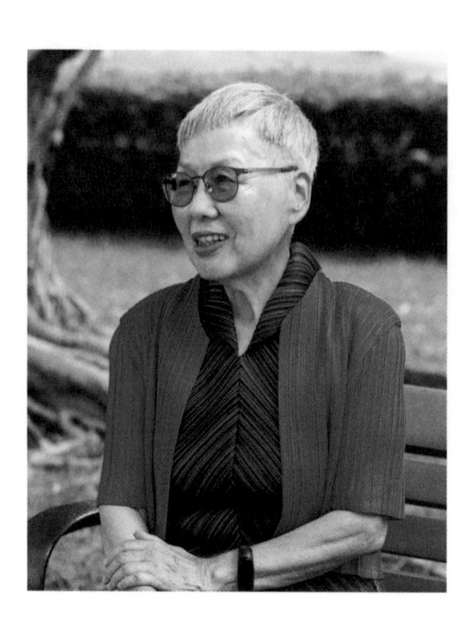

劉秀枝
臺北榮民總醫院神經內科特約醫師、曾任國立陽明交通大學神經學科教授暨臺北榮民總醫院一般神經內科主任

我的父母親及親愛的二姊都罹患阿茲海默症，皆由我在其輕度時就診斷出來，家族成員超過兩位以上失智者，我應該要擔心遺傳的傾向吧，但我認為年齡是主要的因素。當下只有一個想法：盡情把握時間享受生命，無論會不會罹病，都應該敞開心胸迎接衰老，「過度擔心」徒增煩惱。

自從我以第一人稱描述失智者的心聲，並書寫刊登在二〇一〇年聯合報的元氣周報專欄文章上，很多人都說：「失智症權威醫師劉秀枝失智了。」我確實是失智症高危險族群，但目前身體狀況良好，也持續保持活躍且規律的生活習慣，降低失智機率。父母親分別在八十三歲、九十歲發病，歷經家人失智、陪伴照顧，對神經退化性疾病有很

深的體悟。尤其是接觸過無數患者及家屬，聆聽一段段感人的照護故事，我常覺得，「失智症狀是緩慢進行，家人有機會珍惜守護相處的時光。」

從容看待生死 正向面對大腦退化

父母親主要由大哥大嫂悉心照顧，雖然辛苦，「幸好」我有醫學專業背景，可以很理性地面對。二姊曾說：「幸好媽媽生了醫生妹妹，細心幫我打理一切。」關於家人或自己罹病，幸好沒有很嚴重、幸好發現得早……超過三十年的行醫生涯，教會了我許多事，不管是面對病患、家人失智，甚至是我曾經得過乳癌，一切看淡釋懷。人活著要放寬心，現實有太多無可奈何，世上除了生死，其他都是小事，真的碰上死亡，也是人生要面對的課題。

就如我在《你怎麼看待老年，它就怎麼回應你：預防失智，快樂的老後實踐》書裡提到，生老病死是人生必然過程，從容看待，愈能活出精彩。每次參加論壇講座，總有人問我：「為什麼家人失智，自己又病痛纏身，還能這麼樂觀呢？」我除了奉行「幸好哲學」，也用心安排休閒生活，年輕時就為退休預做準備，還把「失智」變數算進來，從動腦、動腦、運動和飲食下手，養成自律的好習慣，平常多參與社交活動，避免失智症找上門。

人都會變老，每個人都可能罹患失智症，年紀愈大盛行率愈高，我們都該用正向態度面對大腦功能退化的疾病。預防失智刻不容緩，我從年輕時，就維持每天走路散步、每個月至少打一次高

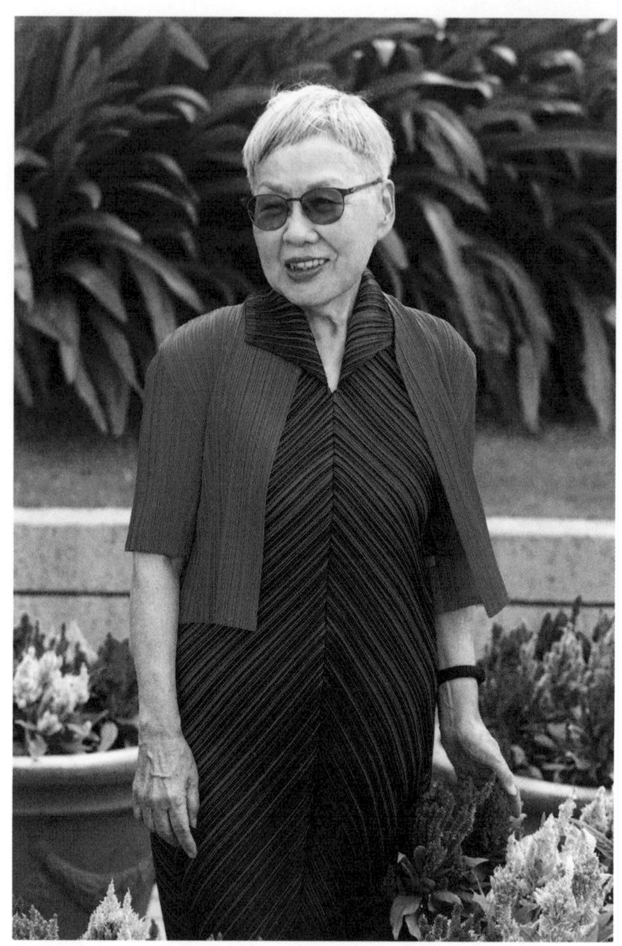
劉秀枝奉行幸好哲學，一切看淡釋懷。攝影／邱德祥

爾夫球；三餐以原形原味食物為主，喜愛多蔬果、全穀雜糧、深海魚類的「地中海飲食」。早餐在家簡單吃，午晚餐強迫外出用餐，釋出善意跟併桌客人聊天，多增加人際互動，對身心健康有所助益。

感恩知足幸福感 產生血清素可護腦

很多人問我會害怕失智嗎？看到雙

不論自願或被迫，
每個人都有機會面臨獨居，大家不要貼上負面標籤，
重要的是調適自己的身心靈，一個人也能活得很精彩！

親和姊姊的狀況，說不擔心是騙人的，大家都害怕生病，但面對疾病，我們可以預防。失智症最大致病原因是長期生活不健康，並不是只有年長者要注意，所有人應從年輕時就養成良好習慣，降低罹病機率，包括多動腦、睡眠充足、規律運動、健康飲食、人際互動等。

我已經獨居很長一段時間，享受自由自在的愜意生活；不論自願或被迫，每個人都有機會面臨獨居，大家不要貼上負面標籤，重要的是如何調適自己的身心靈，一個人也能活得很精彩！只要做到感恩、知足、愛己，做好與他人的互動，大腦產生幸福感，科學面來說，即可產生血清素，能護腦、防失智。

邁入古稀之年，我依然過得很忙碌、很充實，每周固定跟高中同學郊山健行，白天參加社區大學的課程，有空的時候更新臉書貼文，並且持續在康健雜誌與聯合報元氣周報寫專欄文章，每天都覺得時間不夠用。許多人退休後沒事做，反而閒得心慌，因為終日無所事事，生活沒有重心，不只容易生病，也易使人憂鬱、退化。我鼓勵大家年輕時培養興趣、建立人脈、規律生活，退休人士則要維持良好的生活模式，即使是一個人的老後，也不要害怕悲涼，把握當下能做的，活著就是福氣。

（整理記錄／廖靜清）

名人交心時間／憂鬱致病

李富城 訓練自己不要太快失智

拋開憂鬱、建立新生活、重塑社交圈，正向迎接老後

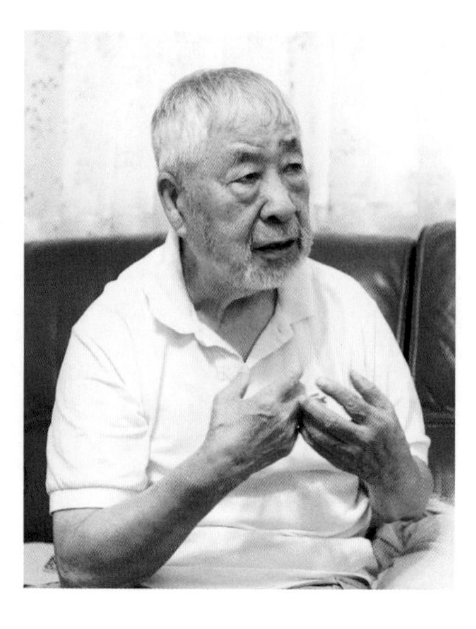

李富城
資深氣象主播

「那一天我迷路了，整整十五分鐘的時間，不知道自己身在哪裡，我好像到了一個陌生的地方，我應該往東走，但我卻往西走，當下腦海中一片空白，覺得很恐慌、緊張，回過神來，才想說我是不是失智了。」

那段時間裡為什麼會變成那樣，我始終不知道，也追不回那時的記憶。因為擔心可能是失智症，醫師安排了一連串的檢查和測驗，測驗結果是正向的，幾乎沒有答錯的部分，但這次腦部檢查結果，發現大腦有萎縮、老化現象，雖然沒有被確診為失智症，但我知道，自己正在往失智症的路上走去。

跟醫師討論完之後，判斷應該是嚴重憂鬱引起的功能障礙，我想，

「憂鬱和悲傷是失智症的最大殺手。」

自從太太過世之後，有三年的時間，我幾乎每天晚上都會哭，憂鬱、寂寞、孤獨、悲傷的情緒全聚在一起，當這些情緒反映到身上，睡眠品質也跟著變差；加上遇到新冠肺炎疫情，連續一年的時間，幾乎待在家裡足不出戶。

遺失記憶十五分鐘的經驗後，我變得不太敢單獨外出，心理有了影響，怕找不到回家的路。我開始隨時會注意自己的記憶力，會不會有斷片的狀況發生。以前發生的事情，像是遠程的記憶能清晰記得，但新發生的記憶，很多事情很快就會忘記，事後又會再想起來，害怕有一天真的患上失智症。

自己採買做飯　善用科技幫助記憶

醫師雖然有開抗憂鬱症的藥物，但我沒有吃藥，開始自己想辦法走出來，盡量不要想悲傷的事。我開始種植物、記錄過往回憶、寫作，重新在線上直播報氣象，錄影、剪接、上傳一手包辦。報氣象是我很熟悉的事，所以不太會受到影響，盡量讓大腦活動，訓練自己不要那麼快邁向失智症。

為了避免忘得快，現在只要想到一件事、一段句子或想法，就會馬上記錄在電腦裡，還為此建立了一個專屬紀錄、保留記憶的資料夾，一想到要做的事情，也不拖延，馬上去做。

那些會出現問題的工作也盡量避開，像下廚的時候，用鍋子燒煮食物，可能會因為忘記而燒過頭、整個鍋子燒焦、燒壞，但若改用電鍋，時間到了電鍋就會停止燒煮；平常愛做韭菜盒、烙

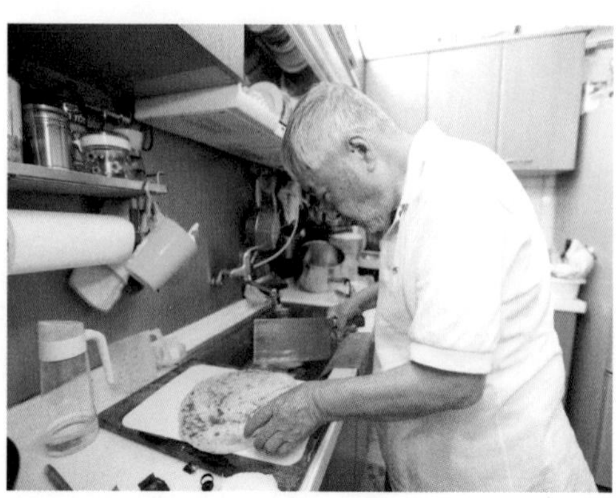

李富城自己做烙餅。攝影／蘇建忠

餅來吃，我特別上網買了一個電動鍋，當鍋子到達一定的溫度時，就會自動跳掉，餅就不會燒糊。智慧型設備幫了不少忙，手機設定時間，當時間到了就會響，有提醒功能，善用科技幫助記憶。

平常在家，下廚、打掃都是自己來，很少外食。以前母親曾教我做過蔥油餅，從揉麵團、切蔥到煎餅，下廚是我的興趣，餐食自己準備的話，也是一個能訓練大腦、遠離失智症的方法。包括到市場採買食材時，騎腳踏車往返順便運動，或走路散步，以前熱愛釣魚，走六、七公里到水源頭釣魚也不是件難事。

現在也不會每天待在家，有空會外出和朋友見面、吃飯。每個月安排兩至三場演講，參與促進老眷村歷史保留的運動，有些年輕人會邀請我聊一些眷村的事、分享以前住在四四南村的老記憶，幫忙眷村做回憶的紀錄，漸漸的，開始與外界接觸和互動，有了社交圈。

不要試圖改變失智者 而是諒解他

回想母親九十多歲時，開始有幻覺、幻聽的症狀，總是懷疑有人拿她的

人活著就要動，適當的外出、運動和曬太陽，維持和外界的良好互動，有機會離失智症愈來愈遠，不成為失智症的代言人。

東西，我在旁邊照顧她，久而久之，也就理解人一旦老了，大概就會出現這些狀況。失智症不會突然出現，而是漸進的發展。

每個人都會老化，但在變老之前，先做好心理準備，準備有一天可能會患上失智症，注意身體的任何變化，也注意生活。尤其是獨居的長輩，建議找人陪伴，或者找到自己的興趣，但要小心避免被他人詐財、受騙。

在旁的家人或陪伴者也要懂得諒解，失智者並非故意找麻煩、懷疑有人偷錢等，那些都有可能是失智症的前兆。面對失智症的病患，不要試圖想改變他，而是要諒解他。

人活著就要動，適當的外出、運動和曬太陽，維持和外界的良好互動，有機會離失智症愈來愈遠，不成為失智症的代言人。

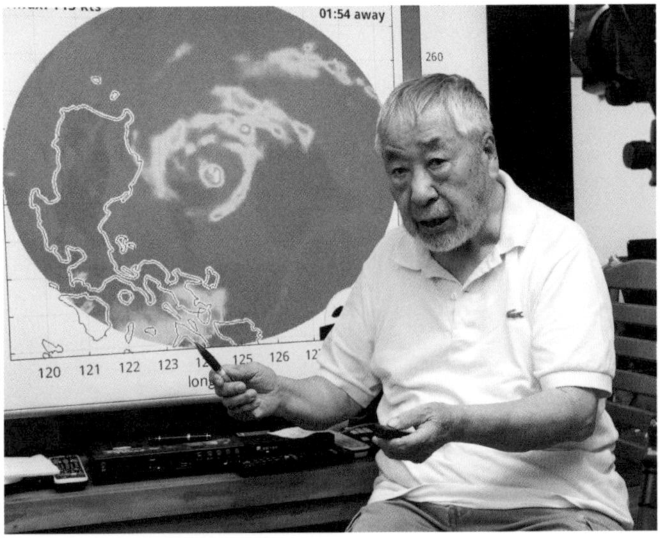

李富城退休仍持續播報氣象。攝影／蘇健忠

兩大族群 請提早做財務安全規畫

高齡者「財務脆弱性」漸增，慎防詐騙與財務剝削

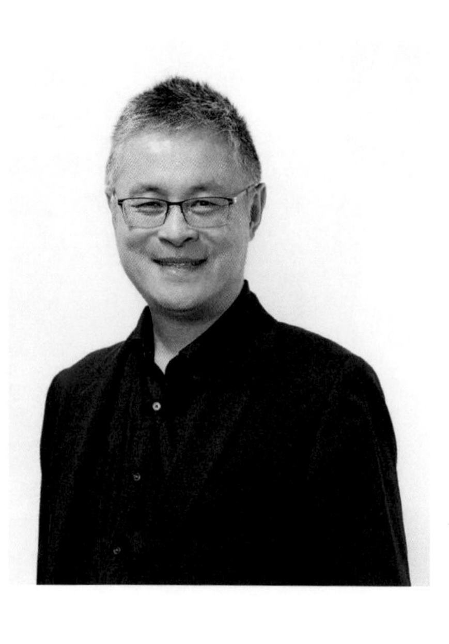

徐文俊
瑞智社會福利基金會執行長、林口長庚紀念醫院神經內科部失智症科主治醫師

經過眾人長期的努力，台灣社會對失智症已積累很多在地經驗。其中，我覺得很重要，且已成為國際趨勢的，就是對「財務安全」的預為規畫。這兩年，也看到主管單位包括金管會和銀行信託業者，把「失智友善」列為很重要的工作項目，這是很可喜的進展。

但我想提醒，為可能失智預為綢繆，提早做財務安全規畫，不僅適用因應失智症，其實也適用於所有人。我特別要建議兩大年齡族群，更應及早慎重規畫：一為五十歲以上的中年人；二是已然七十或八十歲的高齡者。年齡及人生階段不同，要考量的面向及急迫性雖有不同，但幾個原則卻是一致的。

第一，必須認知並接受，不管是否失智，最終會有一天，可能因突發意外

或重大疾病，或難以避免的衰老，我們的腦力或體能，勢必無法再安排自己的一切，包括財務。

第二，為了老後有較佳的照護品質，我們最好從五十歲階段，至晚六十歲就應著手規畫日後的財務，還有選擇老後想要哪種型態的照護，及其可能需要的花費。

清點財務狀況 思考退休計畫

如果您跟我一樣是所謂年過五十歲的「50後」世代，那我會建議您，先著手清點財物狀況。首先要整理自己的各式保險保單、銀行存款和投資，具體弄清楚財務狀況及相關文件等。

其次是開始思考自己的退休計畫，包括所得變化。退休之後，主動收入（即有工作才有的收入）多半會減少，那被動收入（例如房租、存款利息、股利股息等）是否有機會增加？

即使我作為醫師，執業時間可望比一般職業長，但工作所得基本上仍會隨著年紀增長而減少。所以，要先好好算一下，到了七、八十歲，需要別人照護時，要花費若干？如果一個月一個人的基本生活開支要三萬元，照護費用一個月平均要五萬元；那自己的儲蓄和存款是否足敷基本開銷。如果是夫妻二人，那需要的支出就要更多。

按一按計算機，假如發現財務準備還不太足夠，那就得考慮一下，看是否延後退休等等。我常鼓勵大家延後退休，不僅攸關收入，工作也能帶來很好的社會互動及自我實現，對健康有多重助益。如果中高齡者能把社會貢獻當作工作的目標，那帶來的效益就更多元更棒了。

其次我要提醒中高齡者，避免成為詐騙或「財務剝削」的對象。大家常聽聞的詐騙，詐騙者多半不是熟人，但財務剝削常是熟人所為，例如家人或銀行理財專員等。

尤其年齡增長會使人的「財務脆弱性」漸增，高齡者常是較富有的族群，但高齡者的執行功能障礙，如比較難處理多工或趕時間的事，若是伴隨有認知功能退步，計算能力也會變差、比較容易焦慮、分辨信賴人的能力降低，或是額顳葉型行為失控。到時候，假使合併身染重症、不良於行、視力或聽力不好、吃了多種藥影響身心狀況，如果又有憂鬱、社交孤立或孤單等情形，就更難因應爆炸的資訊及日益複雜的市場運作。以上種種特質，使得財務脆弱性也會隨著年歲漸增。

AI詐騙日新月異 防範斂財新法

在預防被詐騙、被剝削上，這幾年我觀察的心得是：

一，要注意日新月異的詐騙手法，例如AI詐騙已開始大行其道。不要以為只要不貪心，詐騙就與我無關。新科技已連帶產生許多難以防範的斂財新法，大家得常更新防患詐騙的知識。

二，對於任何看起來特別優惠、超乎市場行情的投資報酬率或利息，或有便宜可撿時，就是要提高警覺的時刻。

三，要很清楚自己的需要，包括感情或安全感上的。因為孤立無助的中高齡者，就會有較高的財務脆弱性，讓有

大家常聽聞的詐騙，
詐騙者多半不是熟人，
但財務剝削常是熟人所為，例如家人或銀行理財專員等。

心人趁虛而入。

總之，大家在一起努力延緩失智及面對失智症的同時，也別忘了趕快檢視自己的財務規畫，並培養老後的財務韌性，才是更妥當、更有智慧的安排。

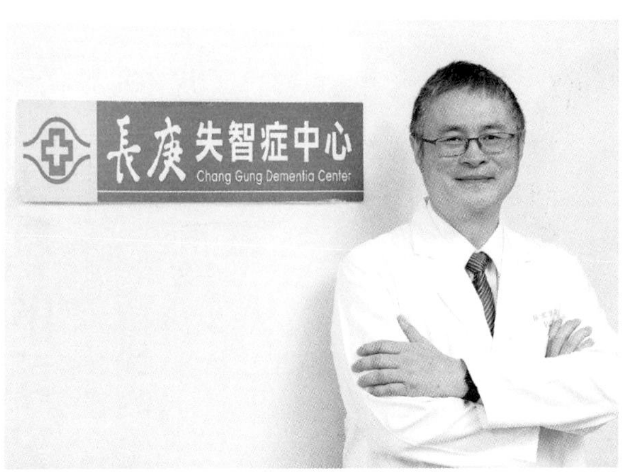

新科技已連帶產生許多難以防範的斂財新法，大家得常更新防患詐騙的知識。圖／徐文俊提供

天主教失智老人基金會在台灣失智症照顧領域具有悠久的歷史和卓越的貢獻。自一九九八年創辦以來，基金會就積極回應國內失智症照顧環境的不足。二〇〇一年成立「聖若瑟失智老人養護中心」，成為失智者的溫暖避風港。

基金會不僅專注於提供失智者及其家庭專業和人性化的照顧，更著重於社會教育。二十五年來的努力，提高社會大眾對失智症的認識和理解，並培養專業人才。基金會的創立和發展，反映了台灣社會對失智症照顧的需求和期待，基金會的努力不僅提升了失智者的生活品質，更推動了台灣失智症照顧工作的全面進展。

（整理記錄／洪淑惠）

權威重磅登場／認知訓練

職能治療延緩失智的重要一環

看到他的能，支持他的不能，讓他做能做的事

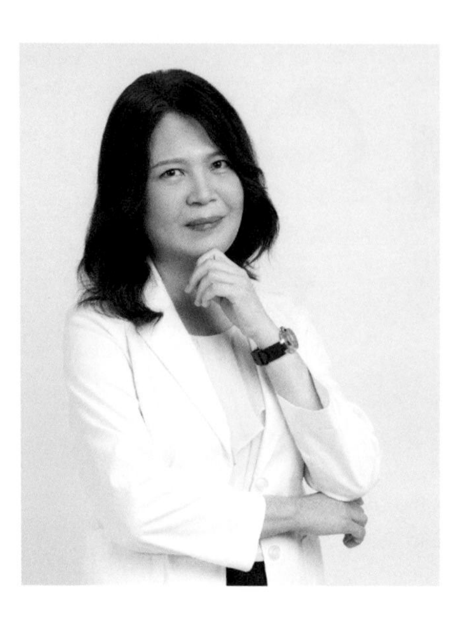

毛慧芬
臺灣大學
職能治療學系暨研究所教授

失智症在藥物治療以外，非藥物治療更是重要的一環，研究已證實認知促進的刺激或訓練，可提升認知功能，延緩高風險族群罹患失智症，也可延緩輕、中度，甚至重度失智症病患功能退化的進程。

近期不少學者提出認知儲備的概念，比擬人的大腦就像一座水庫，老化或疾病（如罹患失智症）會耗損蓄水量，但若能藉由認知促進增加認知儲備，為水庫增加蓄水量，就不會太快出現水庫乾枯，也就是出現明顯認知障礙的那天。且不論在健康時期、或失智症任何階段進行認知促進，都有機會進步，讓水庫提升一些水位。尤其，針對愈健康、愈早期的病患，如極輕度和輕度的失智症病患，更能產生成效，效果

的持續性也最佳。

認知促進涵蓋的範疇很廣，大約分為認知刺激和認知訓練。認知刺激是指讓失智者處於有認知互動的環境中，平日可以做到的像是讓失智者參加一般活動、讓失智者與人接觸並對話、接受到環境的聲光刺激等。這些互動比較溫和，不過度強調提升認知功能，因此較適用於中、重度的失智者。

另一種為較積極的認知訓練，以增加記憶力、注意力等特定的認知功能進行訓練，強度及頻率較高，透過重複訓練來活化大腦機制與增強表現，因此較適用於健康或輕度的失智者。

日常有三動：身動、腦動、互動

生活中到處可取得認知促進的機會，每位失智者都是獨特的，根據他們的生活經驗、背景等，從他們有興趣的事著手，最重要的是支持他們參與。若無法全程完成，讓他參與還能做到的部分，保有參與感和成就感，例如將料理美味的秘訣分享給家人，或只協助洗菜、挑菜等較單純的步驟。另也可延續過往喜歡的休閒活動，像唱歌、聽音樂、下棋、閱讀等，坊間也有不少認知訓練的**APP**，不但能增進認知功能，也可提升生活樂趣。

研究證實，從事閱讀、音樂活動、桌遊和藝術創作等，能延緩失智症和降低失智的風險。日常生活要做到三動：運動、動腦、人際互動。每種認知刺激和訓練都要針對不同的失智者設計，選擇適合他們的強度，要讓他們做起來有興趣，且逐漸加深挑戰度，但也別給

權威重磅登場

認知訓練

予太大壓力，避免失智者失去興趣和動機。

為了鼓勵失智者做他們還能做的事，家人要「看到他的能，支持他的不能，讓他做到能做的部分」，這點十分重要，讓他們在安全的前提下有所發揮。可利用長照的到府服務資源，由專業人員評估後建立策略，讓失智者可以持續執行還能做到的事，也教導照護者如何應用策略，稱為復能照護。有時只要稍微改一下居家環境，或在家裡貼個不同的顏色標示，失智者就能更清楚知道怎麼做。

隱藏家中的科技 失智照護的助手

科技輔助失智症的目的，約可歸納為三類：第一，預防意外事件和維護安全，如衛星定位、離床／離家警示等；第二，支持失智者參與日常活動，像提醒吃藥功能的藥盒、易操作的簡化電話等；第三，引發社交及休閒活動的執行，提醒重要約會日期和時間、代辦事項等。

隨著科技日新月異，機械人應用於失智症的發展大躍進。不同的機械人內涵不同，有些能根據失智者生活作息做到提醒的功能、監測重要資訊；有些著重陪伴和對話，也能幫助失智者進行認知促進活動。機械人提供監護、互動和樂趣，相信之後會是愈來愈普及使用的科技，未來將會看到改變，但真人的陪伴仍是無可取代。

近期研發趨勢則是將科技「隱藏」在家中，尤其是針對獨居或老老照護的長輩，由專業人員到府察看居家環

機械人提供監護、互動和樂趣，
相信之後會是愈來愈普及使用的科技，
未來將會看到改變，但真人的陪伴仍是無可取代。

境，界定長輩有哪些需要蒐集的重要參數，例如偵測出門的次數、放置偵測儀器在煮飯鍋，了解長輩生活作息與健康狀況。應用科技蒐集及分析個別化的資訊，進而協助採取適切的照顧策略。

失智症的照護並不容易，要做的事還有很多。二十多年前，我們職能治療師主要都還在醫院服務，當時天主教失智老人基金會跟我們說，社區中的失智者也非常需要你們，於是，一腳就踏入這塊領域，跟著基金會一起學習成長。

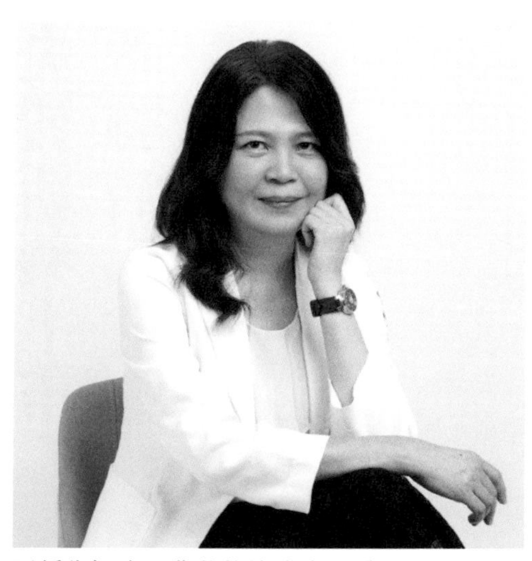
延緩失智症，非藥物治療十分重要。
圖／毛慧芬提供

基金會很早期就開始喚起大眾對失智症的認識，倡議及早發現和察覺，在尚未有正式失智症照護服務時，就樹立許多的照護典範，如：專屬失智症的照護機構，強調跨專業的合作，建構優質的服務模式等，嘗試發展台灣可行的照顧模式，更不吝分享並帶動失智症照護品質的提升，近期更致力於推廣如何塑造健康的生活型態，來預防失智症，和我們合作製作多本專書，包括《這樣動不失智》、《健腦工程》等，呼籲建立健腦生活型態的重要性，讓我們共同期許，預約一個沒有失智症的未來。

權威重磅登場／失智新藥

失智新藥上市考驗病人財力

等待新藥普及 先做好健腦工程防失智

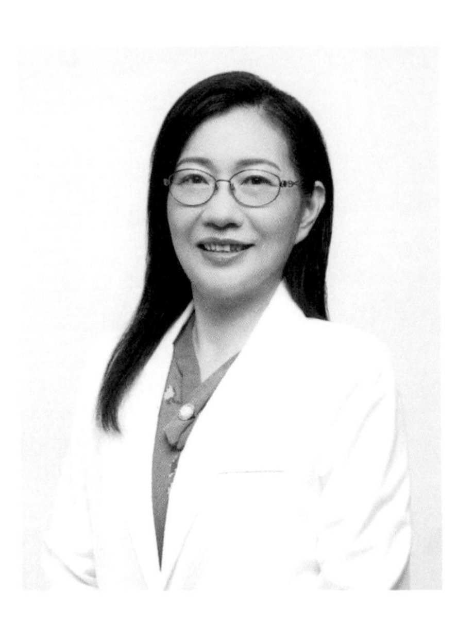

王培寧
一森診所記憶健腦中心總監
臺北榮民總醫院特約醫師

作為一位長年關注失智症的神經內科醫師，近來常有人問我對新藥的看法。

最近國際陸續發表了兩種對早期阿茲海默症有治療效果的新藥，可能還要一段不短的時間才可能引進台灣，就算引進了，高昂的藥價、漫長的療程及對副作用的疑慮，都是要考慮的。但我更想畫重點的是，不管未來是否要用新藥，在面對失智症這件事，努力在生活中做好「非藥物」預防治療，才是不變的上上策。

有人說，未來的失智症治療，和癌症治療愈來愈像了。同樣可以更明確地將病程分期、並精準用藥，但同樣也有藥費昂貴、藥物會有副作用，以及只能延緩但難以治癒的缺點。

隨著阿茲海默症兩款新藥Donanemab、Lecanemab問世，臨床診斷方式也將同步調整。專家建議比照類似癌症分期方法，醫師可依患者阿茲海默症特有生物標記做病理變化嚴重度的分期，加上以認知和生活功能上變化程度的臨床症狀嚴重度分期，然後整合生物標記和臨床分期的結果，決定患者是否符合接受阿茲海默症標靶治療的條件。

樂觀期盼 更多新藥未來誕生

如今國際專家依據此兩種藥物在臨床試驗中的經驗和結果，基本上建議是認知障礙程度尚在輕度認知障礙和極輕度失智的早期阿茲海默症患者使用。如果無法對認知功能的早期變化有警覺，等到症狀明顯才就醫，通常在臨床嚴重度已不符合治療適應症。

與癌症的標靶藥物治療相仿的，使用上述新藥的失智者要事先做腦脊髓液生物標記檢驗或腦部正子斷層造影（PET）影像檢查，了解患者腦部類澱粉沈積狀態，確認合乎標靶目標的適應症。用藥後也要定期接受磁振造影和臨床檢查，以追蹤用藥後反應及可能的副作用。

目前推出的新藥劑型採靜脈注射，失智者兩周就要回醫療院所吊點滴，且有三至四成的失智者可能會出現程度不等的副作用，如腦部水腫或小出血。雖然只有一成會有臨床症狀，失智者需有常常要回診打針及檢查的心理準備

新藥價格昂貴，連同檢驗費用可能一年要耗費七、八十萬元或更多；即使新藥引進來台，全民健保短期內恐難以

權威重磅登場

失智新藥

給付。至於療效，目前看來，用藥一年半約能延緩五個月的病程。加上諸多檢查，要用掉一百多萬元來換取病程延緩退化半年多，是否值得，可能很考驗失智者的財力、對副作用的忍受度，再加上因二至四星期靜脈注射和定期磁振造影檢查的時間花費，在工作和生活安排上也會受到影響。

不過我們仍可樂觀地盼望，隨著全球高齡化，延緩失智治療的市場需求極大，必能吸引更多競爭藥廠投入，未來勢必有更多新藥誕生。藥價或會漸漸降價可親，也應會有更簡易的治療方式如口服。加上屆時有更多新藥使用經驗，應可了解如何控制副作用。

因此，如何幫自己的大腦爭取更多時間來等待更好的新藥，是我們目前最值得努力的。

人瑞大腦有病變 卻沒有失智症狀

也正像我們面對癌症一樣，所謂的「非藥物」療法，重要性不低於藥物。例如良好的生活習慣，不但有助於預防癌症，對在治療中的癌症患者也是必備的。這個道理也適用於失智症。

因此，我想建議所有擔心被失智找上的人，與其翹首盼望新藥，不如先從日常做起，採取健康的生活方式，如地中海式飲食、規律運動、良好的睡眠、降低焦慮及增加社交活動等，既可存好腦本，保持生活品質，也可盡量推遲需要用藥治療的時間。

而且最新的研究已顯示，大腦如能擁有強大的韌性，可以消滅腦部已然出現的病變，即使高齡仍能維持正常的認

與其翹首盼望新藥，不如先從日常做起，
採取健康的生活方式，既可存好腦本，保持生活品質，
也可盡量推遲需要用藥治療的時間。

知功能。荷蘭學者應用八十五位百歲人瑞和超過兩千人腦庫的大腦，再一次證明和抵抗力（對抗類澱粉病變產生的能力）相比，大腦的韌性，可能更關乎會否出現認知障礙等失智症狀。因為人瑞們的大腦中，已有超過一半以上都已出現中重度病變，只有不到百分之十的人沒有類澱粉病變，而且幾乎都有神經纖維糾結，但他們卻鮮少有認知障礙的症狀出現，可見即使病變出現，大腦仍然有能力維持正常的表現。

那要如何加強大腦的韌性，好成為記憶力不遜於年輕人的超級老人，那或許可以遵循天主教失智老人基金會這幾年來努力推廣的失智防治策略。

我真是由衷佩服基金會除了本著天主教的愛心長期耕耘，推出各種服務長年照顧失智者及其家庭，而且還很有巧思地宣導認識及因應失智症。不僅有電影、紀錄片、我愛阿嬤妮舞台劇和動漫，還出版了多本好書，例如「不失智的台式地中海餐桌」、「這樣動不失智」及「健腦工程」等等。

尤其是不失智的台式地中海餐桌一書，我真要大大地稱讚。以前我常困擾，如何讓大家理解，何謂地中海飲食，沒想到基金會能結合專家將其成功轉譯成台灣風味的料理，變成可照樣操辦的食譜書。這兩年，基金會夥伴以無窮的活力，四處宣導示範可降低失智風險的生活型態再設計及慢性病管理，受益的人難以計數，也讓我們更有信心面對即將到來的超高齡社會。

（整理記錄／洪淑惠）

深入社區 打造失智照護體系

盼台灣罹病人數有翻轉降低的一天

陳亮恭
臺北市立關渡醫院院長

台灣失智人口逐年增加，二〇二〇年底已達三十二萬人，推估二十年內，每三十分鐘就新增一名失智者，未來台灣失智人口有可能減緩嗎？目前歐洲已看出失智症發生率下降，也就是新增失智人數開始翻轉。台灣還沒看到變化，而且目前面臨的問題是整體照護品質也令人擔憂。歐美從失智症診斷到死亡的時間是八年，台灣大約只有五、六年，這消失的三年，可能是因為失智症診斷太慢、或是照護品質造成的。

首先，台灣失智診斷的時間較晚，表示我們錯失發現病人的最佳時機，很多時候是失智者出現嚴重異常行為，家人才意識到，例如忘記關火或長輩走失，甚或是出現嚴重的精神行為症狀，進而才發現是失智症。至於照護品質則很大部分是政府的責任，台灣已是家屬相當願意承擔照顧責任的國家了，政府應該有更完善的照護品質策略。

照護品質與資源的議題反映在非藥物的失智照護資源不足，從健保資料庫上發現，隨著失智者每次住院，精神用藥就一次次的增加，進而增加後續跌倒骨折、肺炎等併發症的風險。但為何明知如此還會持續發生？因為失智者家中沒有足夠的人力照顧，而照護體系欠缺資源進行完整且持續的非藥物治療，為了維持家屬照顧的安定，精神藥物治療的使用難以調降，這也是目前失智症治療的一大困境。

關渡學模式 結合醫療、社區、AI

在失智治療上，健保幾乎沒有充分的「手工業」非藥物照護支付，在預防失智的資源也不足。從歐洲的研究已證實失智可以預防，至少可以延緩，但執行難度是很複雜的過程，操作性的標準作法很重要。台灣雖然也強調預防，但社區內執行的方式與科學上的證據還有距離，所以就變成一種社會參與的活動，雖然也有其好處，但不見得能達成失智預防或延緩的效果。

無論民眾對「老」的看法如何改變，大家還是希望維持老後有尊嚴的生活，而台北市立關渡醫院就一直朝著這個方向前進，目前已建立的「關渡學模式」，就是將醫療、社區及ＡＩ科技結合，希望更落實健康長壽回歸社區的想法。

健康與照顧是一個連續性的變化，所以我們將醫療保健與長照之間的界限

社區照護

模糊化，希望在以人為中心提供完整的照顧與保健，並且講究社區落地，不是只有在醫院端，並依失智者的狀態提供不同等級的照護，為認知功能障礙或輕度失智者成立益智學堂，地點開在社區中，每天開不同的課程，從失智者所需的健康與生活需求規畫課程，並邀請家屬一起參與。針對中度以上的失智者，建置有全台灣很少見、結合科技應用的失智者日照中心，配有專業的治療師，幫助失智者維持狀態，減緩退化。

讓失智者有尊嚴 維持自主生活能力

為了讓失智者真正回歸社區，讓民眾不要害怕失智者，因此成立失智友善社區網絡，目前已有十家商家加入，我們訓練咖啡店或超商的店員，讓他們理解失智者的行為。另外，家屬最擔心失智者走失，我們也與警察局合作，至今已有近兩百名失智者在轄區派出所協助下完成指紋捺印。這些失智者多已在社區活動，很多里民也認識他們，若走失，協尋也相對容易。

讓失智者回歸正常生活，在社區裡如常地喝咖啡、購物、運動，就能給失智者有尊嚴的生活，也能維持失智者的自主生活能力。

由於關渡醫院是地區型的醫院，原本的職責就是在社區裡，走進社區可增加民眾的信任，認同感也會愈來愈好，而台北榮總與陽明交大也投入資源，希望社區能成為大型生活教室。

看到歐洲的情況，我們也希望二〇五〇年台灣失智人口可以翻轉，那麼現在就需要把照護體系建置完成，應

健康與照顧是一個連續性的變化，
所以我們將醫療保健與長照之間的界限模糊化，
希望在以人為中心提供完整的照顧與保健。

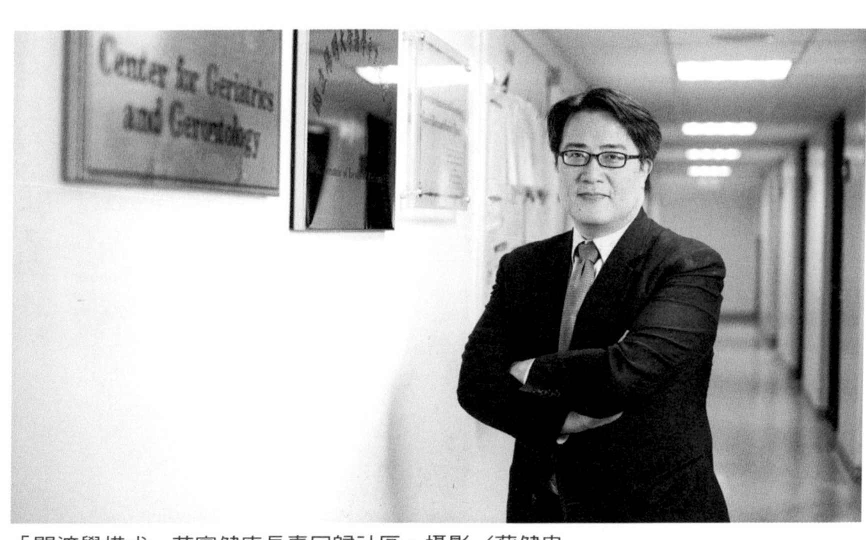

「關渡學模式」落實健康長壽回歸社區。攝影／蘇健忠

該趁台灣最近三至五年的經濟紅利，在還有能力時加速整合生技業、資訊科技業，將傳統手工業的照顧在科技的協助之下進一步提升，有效從預防、治療到照顧與生活，都完成預防與延緩失智的目標。

天主教失智老人基金會成立二十五年，非常感佩執行長鄧世雄院長，基金會非常接地氣，從提高全民對失智的識能，讓普羅大眾了解何謂失智、如何預防，進而照顧失智者及家庭，全方位為失智症努力付出，做人家不願意做的事，希望未來有更多團體可以複製貼上基金會模式，讓台灣失智症也可以像歐洲一樣翻轉。

（整理記錄／蔡怡真）

權威重磅登場／孝順定義

讓專業照護不是拋棄是愛的延續

孝道的定義、失智照護的觀念，都該與時俱進

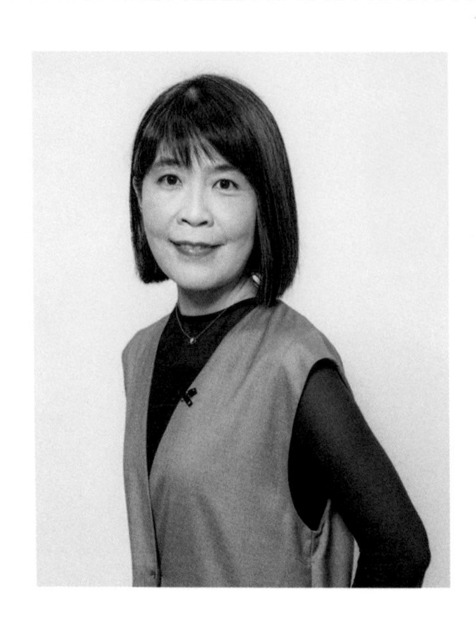

蔡佳芬

臺北榮民總醫院精神部老年精神科主任

華人社會對孝的定義太狹隘，孝不是個形式，回到精神科的本質「心」才最重要，不管將家人送到哪裡，重要的是愛的延續。

我時常遇到家屬在診間哭，掙扎是否要送罹患失智症的家人到機構接受照護，家屬陷入孝順糾結，擔心失智症家人感到被拋棄，難以決定。

隨著失智症照護品質提升，及早就醫確診的個案增多，平均壽命延長，照護超過十年的失智者不在少數，失智症照護的旅程變得更加漫長。當失智症的照護上升到比較專業的等級，有些家庭會開始考慮將失智者送至住宿型照護機構，家屬不知如何跟失智症親人開口，在難以逃避的現實中，被價值觀的形式困住，內心十分痛苦。

會到機構接受照護的失智者，多為中度失智症或病程更為後期的失智者，失智症到中度以後，會出現較多的精神和情緒行為問題，如妄想、幻覺、憂慮和焦慮等，但失智者仍有行動力，會到處遊走，使得照護者及家人疲於奔命，難以應付失智者的行為問題。

病程演進到後期，需要全天照護的量能暴增，失智者容易跌倒或迷路，甚至因為身體的退化，連移位和翻身都需要一至兩名照顧者協力完成，或有傷口需要照護、維持生命運作等管路的問題，要專業協助才能順利執行。

根據國衛院統計，失智症家庭有百分之二十五屬於老老照顧，失智者的主要照顧者多為配偶，也有子女適逢退休年齡，離開職場後當起照顧者。這些照顧者都相當有愛，照顧失智者許久，但也是會有配偶因照顧另一半，年久身體變得衰弱、生病；或退休的子女逐漸年老，照顧上力不從心；有些家庭則為獨生子女或兒女需要上班、雇用不到外籍看護等，需要機構住宿式的照護。

醫師以助人觀點 降低家屬愧疚感

我有一名病人是八十多歲的爺爺，配偶照顧他五、六年，即使奶奶身體愈變愈差，仍堅持親力親為照顧爺爺。年老體衰之後，面臨轉換成住宿機構照顧的抉擇，捨不得送爺爺去機構。我們身為醫師，站在協助者的角色，鼓勵奶奶從中找出這件事的正面意義和價值，找個離家近、探望方便的機構，可以每天去探望爺爺，彼此的關愛和情感不間斷，而照護則交給專業人員。

到了機構的爺爺病情穩定，奶奶也逐漸放下當初的糾結，卻因為生活突然失去重心，脫離了照顧者的主要角色而適應不良，經歷憂鬱、焦慮與失眠，經過一段時間的調適才逐漸好轉。

很多家屬會在診間問醫師，是因為做不了決定，或是想詢問專業意見，或希望由醫師說服失智者。每個家庭都有不同的資源和狀況，機構也並非是唯一的選擇或最好的答案。醫師會替家庭分析所能利用的資源和制度，說明優、劣勢和未來可能遇到的挑戰，其中也牽涉到人力與金錢，必須讓家庭照護者有概念做好準備。

會決定將失智者送往機構照護的家庭，通常是一開始還是在社區中照護，或是透過居家照顧滿長一段時間。照顧失智者的過程，照護者也學會如何變老，這個課題同時也挑戰他們自己對生命意義與價值、長短的看法。每個人所做的決定反映我們的價值觀，醫師作為助人的角色，會提醒照顧者這並不是一個不好的決定，現實上做不到不代表沒有愛，從中調和降低家屬的愧疚感。

即使是失智者 也有靈性的需求

失智者也有知的權利，對輕度失智症的失智者據實以告，說明到機構照顧的利弊與困境；中重度的失智症雖已分辨不出空間地點，以善意出發、重點說明，不強調負面意義，可以說要去另一個地方住，白天會有很多人比較熱鬧、安全，失智者雖未必全聽懂，卻也是一種心意。

有時失智者早已不知自己身在哪

> 有時家屬及照顧者陷入了道德倫理的框架中，
> 而忽略自己對失智者的心意，這並不是拋棄，
> 只是換了一條路讓失智者有機會可以被照顧得更好。

裡，是家屬及照顧者過不了心裡的關卡，難以開口，可能陷入了道德倫理的框架中，而忽略自己對失智者的心意，這並不是拋棄，只是換了一條路讓失智者有機會可以被照顧得更好。

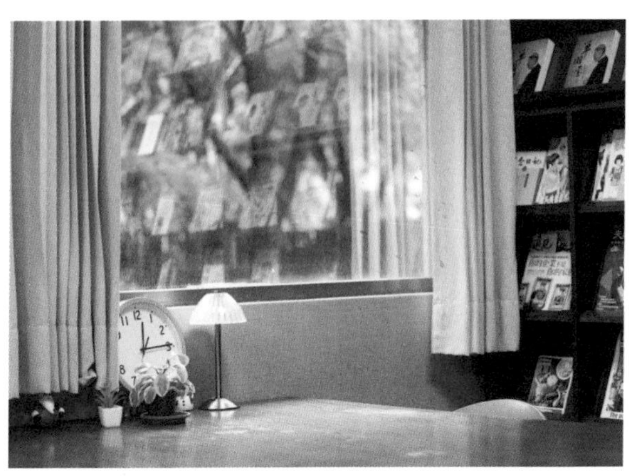

每個家庭狀況不同，自己照顧或機構照護沒有孰優孰劣。

面臨後期階段的失智症，其終點不像癌症好預測，病情反覆的過程也會讓照顧者內心動搖、害怕，並不是每個人都能平靜地面對死亡。許多家屬在陪伴失智症家人的最後一哩路上，希望能尋求安寧緩和醫療的協助，卻不知如何尋找銜接相關的資源。

安寧緩和醫療追求善終，靈性的探討則能超越人的極限，綜觀台灣在照顧者及失智者心理層面上的支持仍舊不足。即使是失智者，同樣也有靈性的需求，有權以平和圓滿的方式迎向終點，我們對處理死亡的觀念應該與時俱進。

名人交心時間

家屬心境

照顧失智老母10年有笑有淚

領悟到病程最後該適時放手，讓親人一路好走

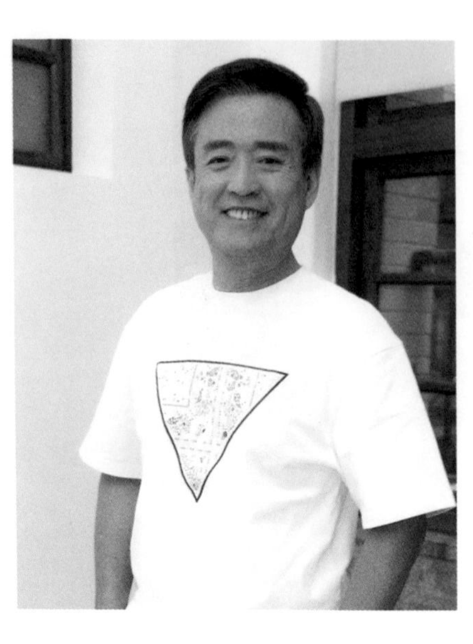

檢場
知名藝人

經歷過父親癌末，當醫師宣判母親失智確診的那一刻，我心中五味雜陳，對於失智症並不太了解，但心裡有底：「媽媽已經不會好起來了，活著的每一天開心就好，其他就聽天由命吧。」

辛苦大半輩子，母親把孩子拉拔長大，看我們在各自領域發展，下半生好不容易可以享點清福，父親卻罹患癌症走了，發現病兆的時候已經太晚，即使開刀、化療，存活時間也有限，家人決定放棄治療。老伴離開對母親打擊很大，但她卻不輕易透露悲傷的情緒，我鼓勵她多做自己喜歡的事情，於是，重起了牌桌興趣。

對麻將失去興趣 尿褲子也不自覺

我母親非常喜歡打麻將，牌品、牌技都很好，是大家心目中的「好咖」，

一周有三至五天都在牌桌上，她笑說國粹已經成為日常的一部分。白天打牌、晚上回家休息，其他時間跟朋友約下午茶、爬山運動，生活非常規律。

有一天，我白天回家拿東西，看到母親坐在沙發上，「媽，今天怎麼沒出去打牌？」「我不想打！」難道是跟朋友吵架了嗎？連續好幾天，母親都待在家沒出門，當時對於失智症的了解不多，不知道「對事情缺乏興趣」竟是失智徵兆之一。

隔了一陣子，再次回家，卻被眼前畫面震驚，母親尿褲子了，整個客廳都是尿騷味，她卻沒有發現。我心想：事情大條了！當下立刻帶去醫院就診，醫師做了評估後，才知道母親得到失智症，當下腦中一片空白。

請教醫師後才知失智症「可延緩、無法逆轉」，決定請幫傭阿姨來打點日常生活，希望母親能得到最好的照顧，多個人聊天陪伴，盡量做到醫師建議的失智延緩，慢一點惡化。

我在演藝圈打滾多年，有些朋友離開得特別早，看盡生離死別，再加上接演各種角色，已能夠坦然面對死亡。母親罹患無法根治的疾病，是我們為人子女必須面對的人生課題。聽過太多人述說失智症的精神行為症狀，包括妄想、幻覺、錯認、易怒、遊走等，很害怕也會一一出現在母親身上。受到老天爺眷顧，家中老母除了失禁，平常不吵不鬧，會搖頭、點頭示意，大部分時間都很配合，偶爾笑著回應我們的叮囑。

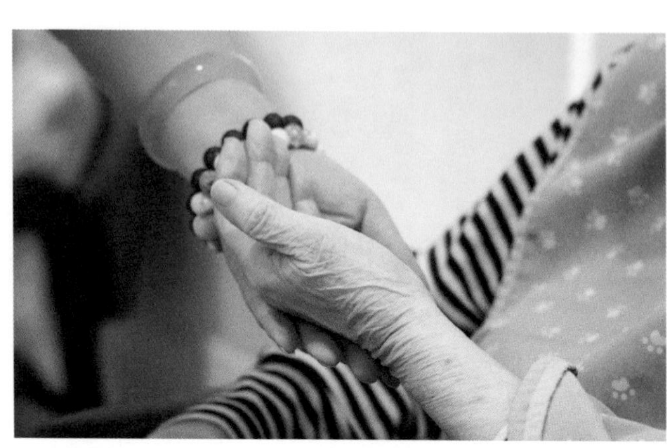

檢場不捨母親生命最後兩年，飽受病痛與過度醫療的辛苦。

吞嚥困難插鼻胃管　皺眉模樣心不捨

當初聽醫師說明，失智症發病後約存活八至十年，母親的病程到了第八年，身體機能下降很快，出現進食吞嚥問題。「媽，你咬一咬要吞下去啊，含在嘴巴沒辦法攝取營養！」看到母親把食物含在嘴裡卻無法吞嚥，我整個慌了，跟醫護團隊討論後，放置鼻胃管補充營養與水分。沒想到，對她卻是無盡折磨！好幾次，看母親把管子扯下來，只好再回醫院插上，後來用網狀約束手套預防鼻胃管被拉出，母親皺眉頭的模樣讓人不捨。

最後兩年，母親身體反覆發炎、眼睛感染失明，也因為吸入性肺炎，送了好幾次急診，現在回想，我很自責沒有讓她一路好走，所謂好走，指的是不要做過度醫療。失智症的病程總會走向生命終點，家屬應該及早做好準備，學習適時放手，不為了自己的捨不得，延長了失智者的痛苦。

> 失智症的病程總會走向生命終點，
> 家屬應該及早做好準備，學習適時放手，
> 不為了自己的捨不得，延長了失智者的痛苦。

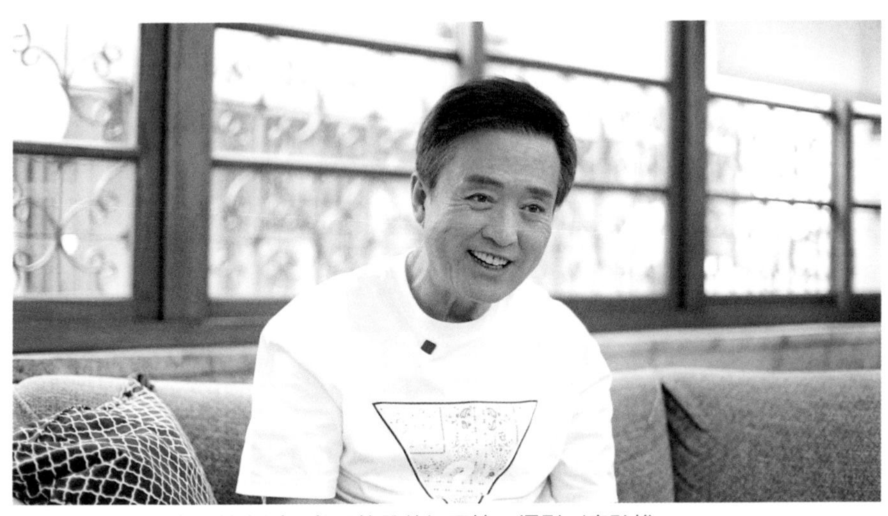

檢場慶幸照顧過程有笑有淚，留下的是美好回憶。攝影／惠弘裕

回想家人生病過程，很感恩她是個「好病人」，沒讓我們過度操心，也沒有太多令人煩惱的精神症狀，但我想呼籲大家，應增進對失智症的認知、正確看待失智者。非正常大腦退化的疾病，剛開始會有很多徵兆，包括記憶力減退、個性改變、對喜愛的事物不感興趣……千萬不要用「老番癲」來看待年紀大的長輩。

媽媽七十三歲發病、八十三歲離世，回想這十年點點滴滴，照顧過程有笑有淚，很慶幸留下美好回憶。好好活在當下，就不留下遺憾。

（整理記錄／廖靜清）

權威重磅登場／安寧善終

失智安寧緩和療護獲得善終

陪伴失智家人走完人生最後一哩路

葉炳強

輔仁大學醫學院院長

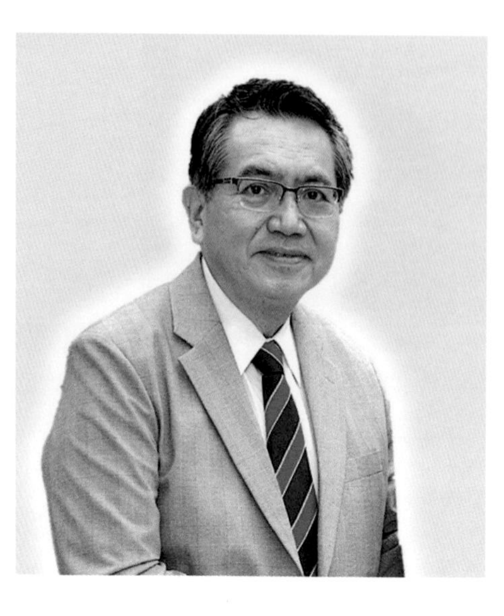

照顧品質的提升，使得失智者的生命延續，照護時間增加，臨床上許多個案都至少照護超過十年以上。有些失智者的家屬希望能陪伴生病的家人走完人生最後一哩路，開始尋找失智症安寧緩和療護，渴望獲得生命的「善終」。

在國內，失智症安寧仍有很大的進步空間。首先是一般大眾，甚至是醫護人員，仍對安寧緩和醫療不夠認識。以失智症照護來說，隨著病程到後期幾年，照顧上會遇到不少困難，如當失智者即將離世之前，餵食就會牽涉到許多的照護倫理爭議。

要不要斷食？牽涉到照護倫理爭議

當醫療團隊確定失智者的生命終點約還有一至兩周時，安寧緩和醫療會談「斷食善終」，並與家屬討論還需不需要餵食？失智者意識不清楚、血壓低的狀況下，幾乎失去了生理功能，腸胃已不太蠕動，餵食反而是一種負擔，失智者自然地會慢慢過去，但家屬會擔心失智者不進食會挨餓，這時就需要進行溝通討論。

不過，近期有些人在推的「失智症斷食」，卻是在失智者活存還有相當的時間便開始進行，失智者此時可能狀況還不算太糟、仍有意識，不讓失智者進食牽涉到不少倫理道德爭議。患者雖然吞嚥有困難、無法順利進食，但照護上仍有辦法讓患者吃得營養又兼顧生活品質的「舒適飲食」概念就非常重要。

舒適飲食又稱舒適餵食（Comfort feeding only），指的是以少量多餐，或準備可以用手拿的小型食物餵食失智者，但不勉強失智者吃，盡量讓失智者覺得吃東西是舒適的進食方式。

與癌症安寧緩和療護不同，第四期癌症可預估出失智者的生命時間，但失智症患者的照護到後期幾年，會出現臥床、發燒，甚至吞嚥困難可能引發肺部發炎，會拖滿長一段時間，有可能超過一年以上，家屬會歷經許多的照護決定，如：發燒是否要送醫院、難以吞嚥時是否要插鼻胃管等。

失智症的安寧是比較特別的部分，若臨床失智評估量表（CDR）已到五分（極重度），雖有意識但已嚴重到臥床，需要全時間照顧，失智者仍有可能會有半年至一年的時間。CDR評估為五分者可進行居家安寧，若可提前到三分（重度）時就能有安寧療護的介入，讓家屬提前準備及接受居家照護指導，不等到失智者很嚴重時才開始準備，會是個比較理想的方式。

確診初期即可討論失智安寧

如果能在確診初期或輕度失智階段，當失智者還有病識感時，就進行討論失智症安寧，預立醫囑會更好，這些觀念都有待慢慢建立。

由於失智症在不同病程階段，照顧者關心及需要的協助不同。自成立康泰醫療教育基金會失智關懷服務組至今超過二十五年，透過提供失智症病友與家屬諮詢服務，幫助尋找社會、醫療、經濟、心理等資源，家屬最常遇到的照護困難仍是失智者的精神行為問題。

精神行為問題包括妄想、懷疑及對環境的錯認等，此時如何面對照顧失智症的家人，是家屬最關心的事。目前由於城鄉差距，失智據點與長照服務的一般據點在比較偏遠的地區，失智者需要花較多的交通時間才能抵達，這部分也有進步的空間。

我與天主教失智老人基金會的淵源要回到二十五年前，那時希望能站在教會的立場關懷弱勢，就共同建立了天主教失智老人基金會，成為基金會的發起人之一。隨著基金會愈做愈好，針對專一疾病失智症深耕，至今集結相當多失智症相關電影與書籍，並透過這些衛教與宣傳影響大眾，意義深遠。

> 如果能在確診初期或輕度失智階段，
> 當失智者還有病識感時，就進行討論失智症安寧，
> 預立醫囑會更好，不等到失智者很嚴重時才開始準備。

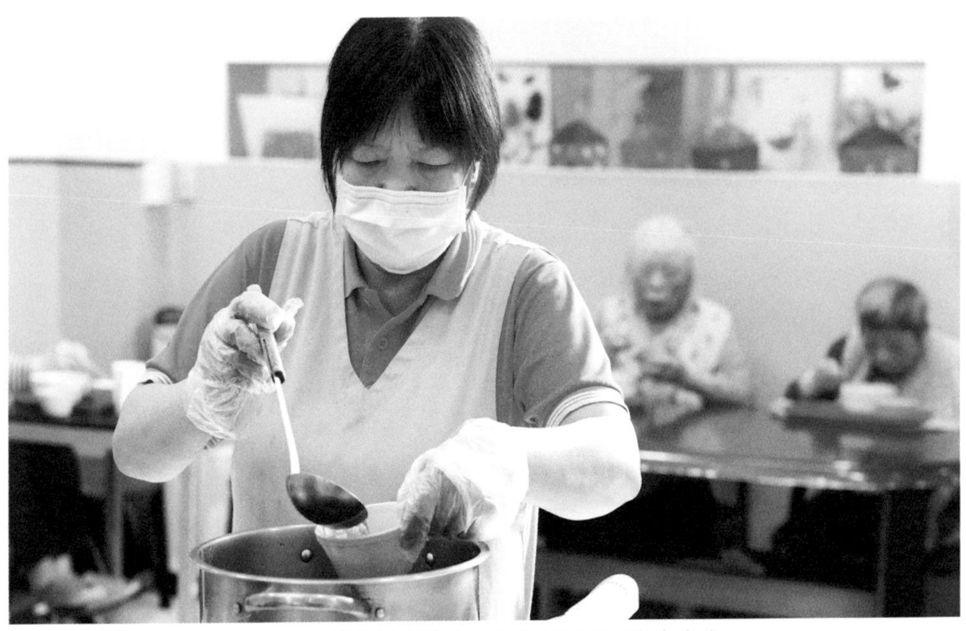

舒適飲食不勉強失智者吃，盡量讓失智者覺得吃東西是舒適的進食方式。

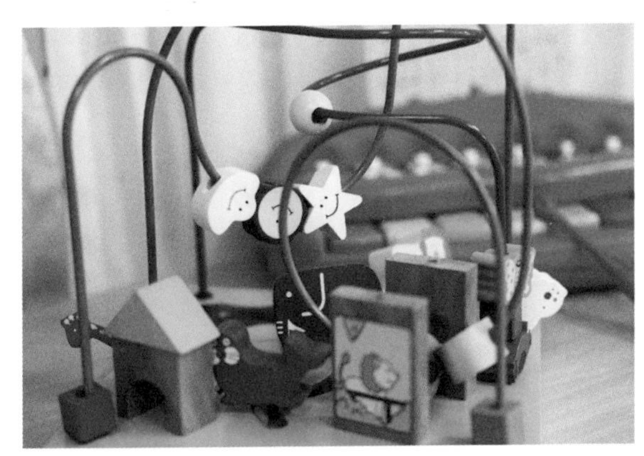

照顧品質提升，使得失智者的生命延續。

天主教
失智老人基金會
大事紀

1995-2000

1994－1996年

- 聖母聖心傳教修女和耕莘醫院永和分院相商議結果將聖若瑟醫院舊址重建設立聖若瑟失智老人養護中心，並由天主教台北總教區、聖母聖心傳教修女會、耕莘醫院暨永和分院共同發起成立「天主教失智老人基金會」，由耕莘醫院永和分院負責籌辦，提案獲耕莘醫院董事長狄剛總主教同意。

1997年

- 「天主教失智老人基金會」獲內政部同意成立。
- 「聖若瑟失智老人養護中心」獲教宗選為千禧年全世界100個具有時代意義計畫之一（100 Plus Projects of the Holy Father）。

1998年

- 基金會創會董事長由狄剛總主教擔任，並邀請時任副總統連戰先生、單國璽樞機主教為榮譽董事長、徐立德資政為榮譽董事。9月21日國際失智症日（World Alzheimer's Day），舉辦基金會成立大會。
- 開設24小時詢服務專線（02）2332-0992。
- 聖若瑟醫院舊址開始動工，作為興建基金會及附設聖若瑟失智老人養護中心之用。

1999年

- 邀請熱心公益的金馬影帝郎雄先生，擔任本會第一支失智症宣導公益廣告代言人。
- 於新店耕莘醫院及永和分院首度於國內開辦「記憶門診」。
- 翻譯與發表國際失智症協會（ADI）《老人失智症照護者使用手冊》中譯本。

2000年

- 成立「失智老人關懷大使志工團」（2005年獲得台北市志工金鑽獎表揚、2019、2022榮獲志願服務績效評鑑績優）。推出本會第2、3支由郎雄先生代言的公益廣告：父子篇、母女篇。
- 舉辦「生命之泉－為失智老人打造一個愛的家園」義賣餐會，感謝榮譽董事長單國璽樞機主教、連戰主席親臨主持義賣、社會賢達共襄盛舉。
- 本會附設聖若瑟失智老人養護中心落成開幕，提供24小時失智照顧床位64床，隔年3月個案開始入住，並提供國內外失智症照顧專業人員參訪學習與教育訓練服務。

2001年

- 辦理「阿爾茲海默氏症Q&A」新書發表會，發行數萬冊包括澳洲、美國加州等地華人社群的失智症團體，服務觸角延伸至海外。
- 承辦台北市政府社會局委託辦理「居家服務計畫」、為台北市第13家居家服務提供單位（另95年承辦台北縣居家照顧服務）。
- 舉辦21世紀失智長者照護宣言「認識他、找到他、關懷他、照顧他」發表記者會，邀請孫運璿資政、內政部張博雅部長、劉丹桂輔理主教等貴賓出席共同簽署支持。

2002年

- 3月開辦「聖若瑟失智老人日間照顧中心」服務，提供20位失智長者服務（後擴增為30位）。
- 與健保局和金門、澎湖、台東、宜蘭等九縣市社會局合辦「失智症全省系列座談會」。
- 舉辦「舞宴百樂門」，由時任台北市長馬英九與萬華地區近200位長者與家屬一起歡度母親節。

2003年

- 9月21日國際失智症日於台北市大安森林公園與康泰基金會、台灣失智症協會、中華民國失智者照顧協會合辦「鼓舞記憶，為失智加油」宣導活動。
- 針對萬華及永和地區弱勢獨居長輩展開「送餐到府、愛心上門」全年無休的送餐服務。
- 獲內政部社會司補助，舉辦「全國失智老人福利宣導計畫」記者會，由孫越拍攝失智篩檢公益廣告，領先全球呼籲全民及早發現、及時治療。

2004年

- 與康泰醫療教育基金會、台灣失智症協會、中華民國失智者照顧協會，於台北市青年公園合辦「憶不容遲—世界阿茲海默日」宣導活動，由知名歌手張信哲代言，約300位民眾響應。
- 首度承辦「台北市政府－活力健康FUN重陽」老歌演唱會，超過700位長者參與，由知名歌手潘越雲、堂娜、張秀卿、潘安邦等藝人演唱多首膾炙人口的懷舊金曲。
- 與國家衛生研究院、輔仁大學、耕莘醫院永和分院、台灣老年醫學會共同主辦「第二屆世界華人地區長期照護研討會」，來自國外和兩岸四地學者專家超過400人。

2005年

- 接辦0800-22-8585「內政部北區老人諮詢服務中心」北區服務中心，並由王文華先生擔任代言人。
- 出席土耳其依斯坦堡參與國際失智症協會第21屆年會，並於會中報告「The effectiveness of screening for dementia through public media- a preliminary report」，總計有70多國專家學者與會，對本會推動失智篩檢研究成果深表肯定。
- 推出失智症篩檢宣導公益廣告－孫越和黑人（陳建州）篇。

2006年

- 接受衛生署委託，開始進行本土失智症機構照護模式之探討研究計劃，為期兩年，走訪全台20家機構，並於隔年邀請港、日專家參加成果發表研討會。
- 首創於輔仁大學老人學程開授「失智老人的照顧」課程。
- 首度與安聯人壽合作舉辦「用愛，拼貼完整記憶」公益募款活動，由郎祖筠小姐擔任代言人。

2007-2012

2007年

- 與雷公電影公司共同發行《明日的記憶》，首度於國內探討「壯年失智」議題座談會。
- 與安聯人壽、大家健康雜誌合辦「民眾認識失智症」網路問卷調查，顯示國人對失智症認知需要加強。
- 首度辦理「內政部失智老人照顧專區專業人員訓練與全國照顧服務員失智症照顧訓練計畫」（總計辦理68場次，2477人參與）。

2008年

- 與康軒文教基金會共同辦理「第三屆阿公阿嬤節」，將失智篩檢結合繪圖比賽，獲得17萬名小朋友響應（幼稚園中班至國小中年級）。
- 與聯經出版社合作發行《記憶減法&愛的加法》失智照護隨身書表會。同步發表與安聯人壽、大家健康雜誌合辦「民眾認識失智症」網路問卷調查結果。
- 辦理「愛無止盡，感恩有您」10周年音樂晚會，馬英九總統捐出公務皮箱義賣，由馬以南女士上台義賣。

2009年

- 辦理「第六屆世界華人地區長期照護研討會」，國內外與會專家學者超過600人。與「2009失智症照顧模式經營成效國際研討會」，國內外與會專家學者超過400人。
- 辦理「活躍老化！Yea I Can」活動，由柏泓媒體及台北富邦銀行基金會，公益贊助台北市仁愛路公車亭廣告，由孫越等人拍攝平面廣告宣導老朋友專線。
- 「臺北市政府社會局委託辦理萬華老人服務中心」正式開幕。

2010年

- 與安聯人壽合作發行「大腦保健體操」DVD（2014年製作「全新防失智大腦保健體操」DVD，由林佑威擔任失智症預防大使），並於全國辦理社區宣導講座。
- 與仁濟院、台北富邦銀行基金會共同辦理「內政部99重陽慶祝活動－金齡超級偶像選拔大賽」（後來連續承辦4年），首創宣導活躍老化，獲聯合報、人間、TAIPEI TIMES等媒體頭版頭條報導。
- 發行上映《被遺忘的時光》失智症關懷紀錄片，於11月全台上映，並至紐約映演，授權中國央視撥出，主題曲「素描」榮獲2012年第23屆金曲獎最佳作曲獎與最佳專輯獎暨香港華語紀錄片首獎，感動全球華人。

2011年

- 出版《老人失智症大作戰》漫畫書第1集（目前已出版14集）。
- 委託時報出版發行《這樣吃，不失智》養生書，宣導國人地中海式飲食觀念。
- 由孫越、ELLA（陳嘉樺）共同擔任失智篩檢代言，並發表《搶救流失記憶》公益廣告。
- 榮獲第九屆國家公益獎－非營利團體之殊榮。

2012年

- 發行上映《昨日的記憶》失智症照顧者關懷四部微電影，分別為姜秀瓊導演執導《迷路》、何蔚庭導演執導《我愛恰恰》、陳芯宜導演執導《阿霞的掛鐘》（獲得高雄電影節微電影首獎）、沈可尚導演執導《通電》。於3月全國戲院上映，觀影人數約25000人，獲得德國曼海姆影展評審團特別獎，2014獲衛生國健署「閱讀樂健康」優良健康讀物推薦獎。。
- 與萬芳合作新專輯歌曲<阿茲海默>，並由賴俊羽導演執導《凝視阿茲海默的眼睛》微紀錄片，於10月辦理線上公益影展。
- 與瘋桌遊合作，研發「龜兔賽跑」記憶訓練桌遊。

2015年

- 發行上映《長情的告白》紀錄片，呈現居家照顧服員工作真實情境，引導政府長照2.0著重在國內服務之發展。
- 發表《阿公阿嬤綜藝團》微電影，由陳芯宜導演執導，於全台放映16場，共約3500人。
- 發行《失智怎麼伴－24位名人陪伴失智親人的故事》，由聯合晚報出版。

2016年

- 與華映娛樂共同發行新加坡電影《想入飛飛》、香港電影《幸運是我》，每賣一張票捐贈本會10元，兩部影片共約6,000人次觀看。並於12月與臺北市政府衛生局辦理「認識失智症宣導影展」。
- 辦理「輕度失智者生活型態再設計」團體，共約300人。（至2023年已辦理11梯次）
- 發行「不失智的台式地中海餐桌」養身書，由聯合報系出版，與輔仁大學、愛料理合作研發。

2017年

- 接受新北市政府衛生局委託辦理「失智友善社區計畫」，輔導新店湯泉社區志工失智症知能培育，共計48人參與。
- 辦理「新北市政府衛生局憶失亦友－失智友善社區論壇暨開放式空間會議」，並於永和、中和、蘆洲辦理課程，共計451人參與。
- 發表《我愛阿嬤妮》動畫第三季，以自我管理的十三個百寶箱為主題製作13集，由郭采潔代言。

2013年

- 委託六藝劇團辦理《我愛阿嬤妮》公益舞台劇全國巡演（前身2011年首度合作阿嬤的秘密 ，目前已辦理134場次，共計4.7萬人次參與 ），用話劇方式呈現失智症十大警訊、慢性病自我管理、失智友善、男性照顧者等議題。
- 受三立電視台邀請共同行銷與失智症專業照顧者戲劇置入《含笑食堂》，本劇由葉天倫導演執導，龍劭華、苗可麗等人擔綱演出，於三立台灣台（及台視）播出，當年獲金鐘獎9大提名，苗可麗獲得最佳女主角獎。
- 發表《我愛阿嬤妮》第一季動畫，以十大警訊為主題製作10集，由郭采潔小姐代言（2014年獲衛福部國健署「閱讀樂健康」優良健康讀物推薦獎）。
- 榮獲教育部頒發社教公益團體獎。

2014年

- 與天馬行空共同發行上映日本電影《去看小洋蔥媽媽》，獲得南山人壽贊助。
- 推動「臺北市政府衛生局－失智症社區照護網絡宣導模式推展計畫」，於6月發表《慢跑爺爺》微電影，並辦理家屬支持團體40場次，專業人員研討會8場，共計2,242人參與。
- 辦理「衛福部－阿公阿嬤綜藝團」巡迴演出，於9－10月至全國5區進行演出，共約1300人。

2020年

- 製作出版「這樣玩 不失智」記憶訓練桌遊。
- 製作《等你等我等你》動畫，改編白婉芝（失智者）故事，由謝金燕配音。
- 製作《愛記》失智系列公益廣告共8支，由張小燕、黃子佼、郎祖筠、郭采潔、葉金川、江綺雯、鍾安住總主教、鄧世雄執行長拍攝。
- 授權《老人失智症大作戰》第1、2集給香港家扶會翻譯粵語版本。接受國民健康署委託辦理「失智友善資源整合計畫」，編製國民健康署－《推動失智友善社區推動工作手冊》，供民眾下載。

2021年

- 發行上映《有你相伴的旅程》紀錄片，由南山人壽贊助，劉臣恩導演執導，於12月全台上映。
- 辦理「愛的迴響」聖若瑟20週年慶祝活動。
- 獲得公益彩券回饋金補助，辦理「活出健康、生活再造一大腦保健實作班」帶領人培訓，培養全國大腦保健實作班帶領人。

2022年

- 發行《健腦工程－預防失智的12堂大腦建築課》，由聯合報出版，舉辦線上讀書會。
- 承辦台北市社會局信義區失智社區服務據點「虎林花甲樂園」。
- 與臺北護理健康大學老人照顧系共同合作，推動全國「這樣活、不失智一輕度失智者與家庭照顧者生活型態再設計課程」帶領人培訓。

2023年

- 承辦連江縣南竿鄉失智社區服務據點「牛津學堂」。
- 與南山人壽共同辦理失智友善社區計畫，培訓其保險業務共計23000位成為失智友善天使，及109個通訊處成為失智友善組織。
- 承辦【臺北市廣智住宿長照機構」取得設立許可，準備於2024年開始服務，提供失智床位45床。
- 承辦【臺北市東湖日間照顧中心】取得設立許可，準備於2024年開始服務。提供失智床位60床。
- 承辦【台北市萬華老人服務中心（福星）】取得設立許可。

2018年

- 承接「長照2.0創新服務－失智症整合型照顧管理服務」、「台北市政府社會局－萬華石頭湯據點」。
- 翻譯出版《活出健康，慢性病自我管理》一書，用於推動自我管理課程使用。發行《科學研究告訴你:這樣動，不失智》，由聯合報出版，與YAHOO合作線上問卷調查共有16,000人參與，瞭解民眾對於失智症的認知。
- 發行《我親愛的父親》電視電影，由洪伯豪導演執導，傅雷及高英軒擔綱演出，宣導民眾使用失智症照顧資源。發表《與失智共舞》微電影，由劉臣恩導演執導，記錄輕度失智者劉仁海、白婉芝、林添發正向面對失智症的故事。
- 辦理「RUN伴Taiwan－台北場」，與台灣居家服務策略聯盟共同推動「友愛失智，鄰里相伴」，由藝人龍千玉擔任公益大使，於西門町紅樓廣場辦理。

2019年

- 發行上映獨居長者服務《日落之前》紀錄片，由曾文珍導演執導，全台上映，呼籲民眾重視獨老時代即將來臨。
- 辦理「共融藝術inclusive ARTs專案－此刻・我在」活動，與國家文化藝術基金會共同辦理，透過失智長者之藝術創作，於台北市剝皮寮歷史街區辦理「勿・忘・我」展覽。
- 《我愛阿嬤妮》失智舞台劇巡演第7年，首度將失智者－白婉芝女士故事改編至劇情。同年與之後巡演，皆邀請失智者白婉芝、劉仁海與醫師與觀眾面對面，談論失智症。落實CRPD宣言，失智的事，需要有失智者參與。

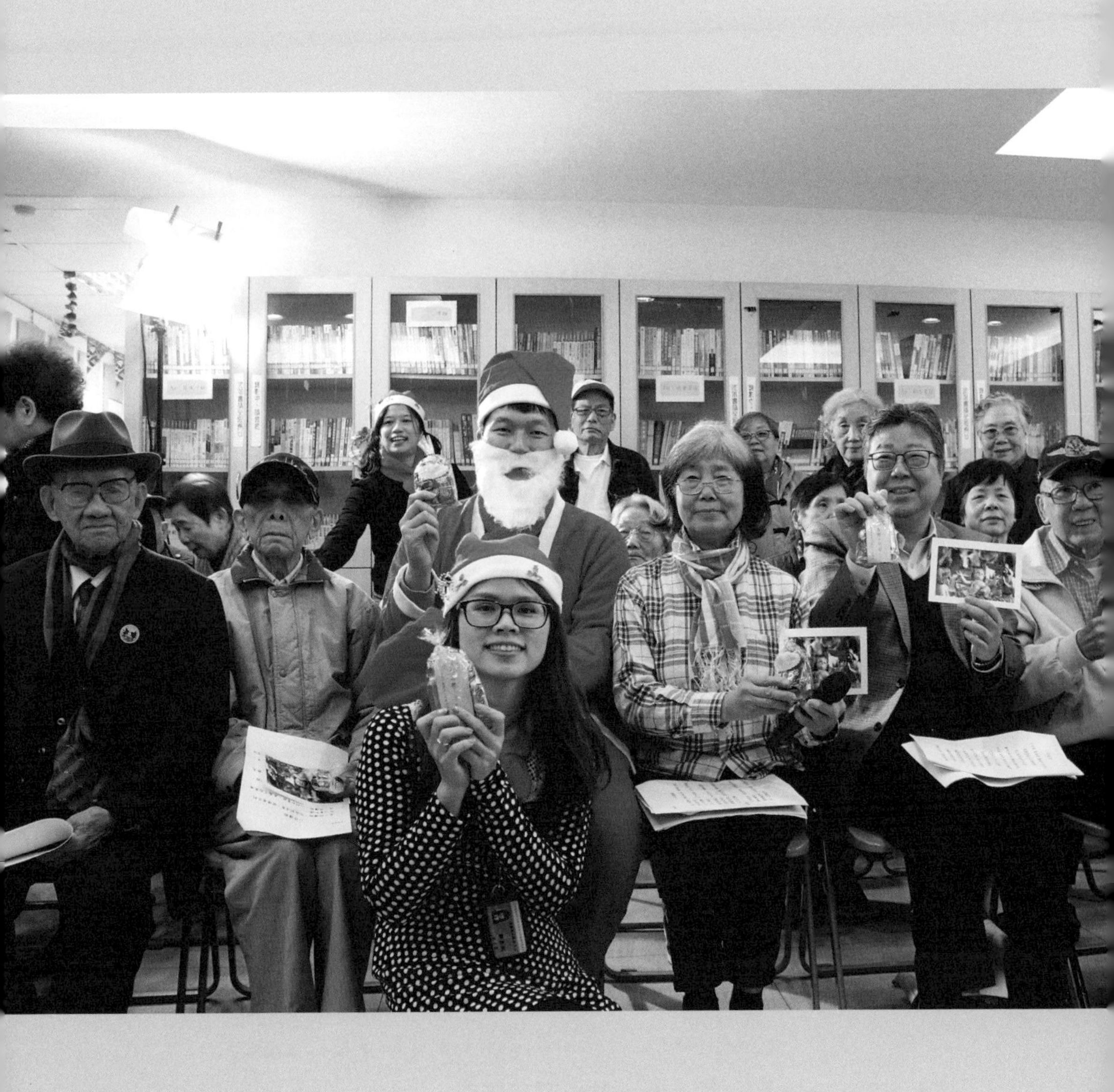

誌謝

製作單位

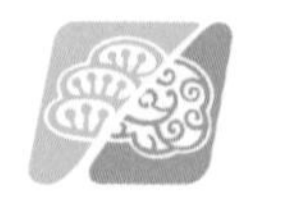
天主教失智老人基金會

聯合報健康事業部

特別感謝

朱英龍
李在和
胡定吾
蔣曉舟
（按姓名筆劃排列）

協力製作

王寶英、江宗徽、
吳蕙茹、李瑞祥、
林佩璇、林佩樺、
黃伊蔓、董懿萱、
鄒嘉紋、趙健伶、
戴玟婷
（按姓名筆劃排列）

感謝單位

Allianz 安聯人壽

acer 宏碁股份有限公司

定利企管顧問股份有限公司

（按筆劃排列）

協作專家

毛慧芬　臺灣大學職能治療學系暨研究所副教授

王培寧　一森診所記憶健腦中心總監／臺北榮民總醫院特約醫師

李富城　資深氣象主播

徐文俊　瑞智社會福利基金會執行長／林口長庚紀念醫院神經內科部失智症科主治醫師

郭慈安　中山醫學大學附設醫院失智共同照護中心副院長

陳乃菁　陳乃菁診所院長

陳亮恭　台北市立關渡醫院院長

葉炳強　輔仁大學醫學院院長

劉秀枝　前國立陽明交通大學神經學科教授暨臺北榮民總醫院一般神經內科主任

蔡佳芬　臺北榮民總醫院精神部老年精神科主任

檢　場　知名藝人

（按姓名筆劃排列）

解鎖失智密碼 天主教失智老人基金會第一線醫護累積25萬小時的25個動人故事

出　　版　聯合報系
發 行 人　鍾安住
總 策 畫　鄧世雄、洪淑惠、吳貞瑩
主　　編　蔡佳安
責任編輯　李怡昕
撰　　文　黃安琪、廖靜清
攝　　影　Toy
第22-25、27、30-33、43、58、61、67、70、77、81、147、221頁照片由天主教失智基金會提供
文字主編　徐正芩
美術主編　蔡文錦
美術編輯　陳惠瑋
行銷企畫　李怡昕
協力製作　王寶英、高詩蘋、陳怡文、陳俊佑、陳珊、陳麗華、曾家琳、蔡心于

地　　址　22161 新北市汐止區大同路一段369號
電　　話　(02) 8692-5588
印　　刷　中原造像股份有限公司
一版一刷　2023年11月
I S B N　978-957-29853-8-0 (平裝)

國家圖書館(CIP)資料

解鎖失智密碼 : 天主教失智老人基金會第一線醫護累積25萬小時的25個動人故事 /黃安琪, 廖靜清撰文. -- 一版. -- 新北市 : 聯合報系, 2023.11 224面 ; 17*23 公分
ISBN 978-957-29853-8-0(平裝)
1.CST:老年失智症 2.CST:健康照護 3.CST:通俗作品
415.9341　112019614